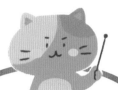

先輩ナースが見極めの
ポイント教えます

モニター心電図が

監修

公益財団法人
心臓血管研究所 名誉所長
山下武志

よくわかる本

目次

本書の使い方 ～～～ 4

第1章　心電図の基本

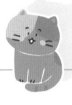

マンガ ～～～ 6

心電図でよく使う用語集 ～～～ 10

心電図とは ～～～ 11

　コラム 心臓は止まらないようにがんばっている ～～～ 14

心電図の種類 ～～～ 15

　コラム「誘導」とは？ ～～～ 19

心電図の見方 ～～～ 20

　コラム 教科書通りにはいかない正常心電図 ～～～ 27

不整脈の見分け方・名付け方 ～～～ 29

　コラム 歯みがきVTとは？ ～～～ 31

　コラム 心電図は読めると楽しい ～～～ 32

第2章　モニター心電図の読み方

主な心電図　解析フローチャート ～～～ 34

心静止 ～～～ 36

心室細動[VF] ～～～ 39

単形性心室頻拍(単形性VT) ～～～ 42

多形性心室頻拍(多形性VT) ～～～ 45

トルサード・ド・ポアンツ ～～～ 48

多源性心室期外収縮(多源性PVC) ～～～ 51

連発性心室期外収縮(連発性PVC) ～～～ 54

R on T型心室期外収縮(R on T PVC) ～～～ 57

心室期外収縮[PVC] ～～～ 60

　コラム「緊急度の低い波形」でどう動く？ ～～～ 63

促進性心室固有調律[AIVR] ～～～ 64

洞性頻脈 ～～～ 67

頻脈性心房細動[AF] ～～～ 70

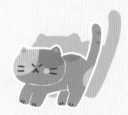

徐脈性心房細動(AFブラディ) ～～～ 73

心房粗動[AFL] ～～～ 76

発作性上室頻拍[PSVT] ～～～ 79

上室期外収縮[SVPC] ～～～ 82

洞機能不全症候群[SSS] ～～～ 85

第Ⅲ度房室ブロック(完全房室ブロック) ～～～ 88

コラム ペースメーカーはすぐ入れられる? ～～～ 91

第Ⅱ度房室ブロック モービッツⅡ型 ～～～ 92

第Ⅱ度房室ブロック ウェンケバッハ型(モービッツⅠ型) ～～～ 95

第Ⅰ度房室ブロック ～～～ 98

洞性徐脈(サイナスブラディ) ～～～ 101

房室接合部補充調律……104

WPW症候群 ～～～ 107

脚ブロック[BBB] ～～～ 110

ブルガダ型心電図 ～～～ 113

コラム 心電図はいつから読めるようになる? ～～～ 116

第3章 ペースメーカー・虚血性心疾患の心電図

ペースメーカーの心電図 ～～～ 118

コラム ペースメーカーを装着した患者への留意点は? ～～～ 122

虚血性心疾患の心電図 ～～～ 126

狭心症とその心電図 ～～～ 127

心筋梗塞とその心電図 ～～～ 130

コラム T波の異常をどうとらえるか ～～～ 134

さくいん ～～～ 136

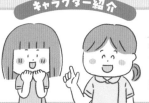

キャラクター紹介

大森さん

新しく循環器内科に配属されたナース。心電図をしっかり学ぼうと意気込んでいる。

石川さん

循環器内科のベテランナース。心臓の興味深さ・奥深さを熱く語り、大森さんを優しく指導する。

本書の使い方

本書は第1章「心電図の基本」、第2章「モニター心電図の読み方」、第3章「ペースメーカー・虚血性心疾患の心電図」の3部構成になっています。第2章ではさまざまな不整脈について、3ページで解説しています。

第2章 各項目の説明

不整脈の名称
当該心電図に対応する不整脈の名称を略称とともに示しています。

緊急対応
ドクターコールやAEDが必要な不整脈に表示しています。

対応の流れ
不整脈への対応をフローチャートで紹介しています。はナース、はドクターがすべきことを表します。両方の場合はどちらが行ってもよい処置です。

緊急度
不整脈の危険度に応じた緊急度をA、B、Cのランクで示し、不整脈の概要を文章でまとめてあります。

典型的な波形
モニター心電図の波形とその特徴を紹介しています。

心臓の状態
不整脈が出現したとき、心臓にどのようなことが起こっているかを図で解説しています。

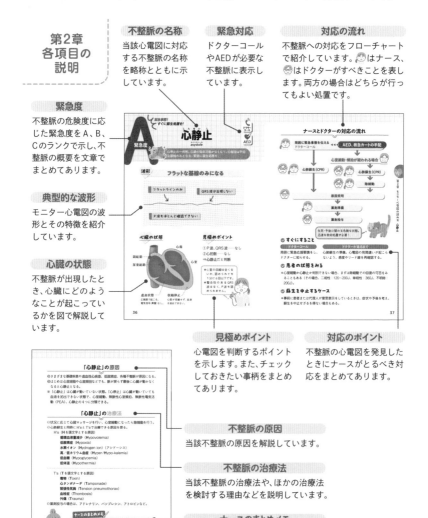

見極めポイント
心電図を判断するポイントを示します。また、チェックしておきたい事柄をまとめてあります。

対応のポイント
不整脈の心電図を発見したときにナースがとるべき対応をまとめてあります。

不整脈の原因
当該不整脈の原因を解説しています。

不整脈の治療法
当該不整脈の治療法や、ほかの治療法を検討する理由などを説明しています。

ナースのまとめメモ
おさらいとして、心電図の波形と対処の仕方をまとめてあります。

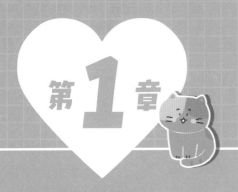

第1章

心電図の基本

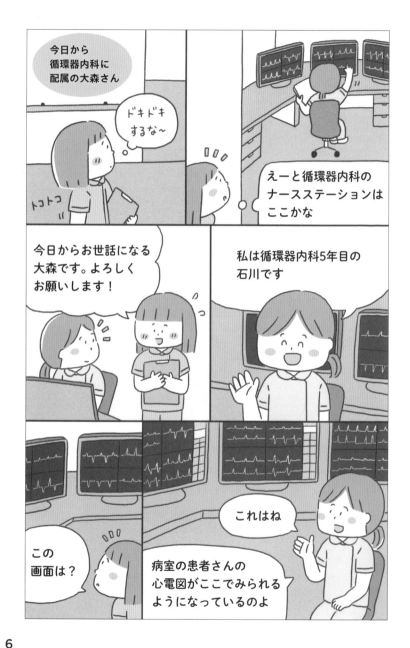

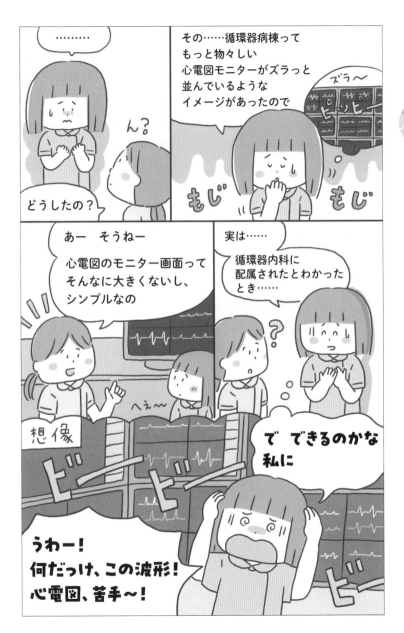

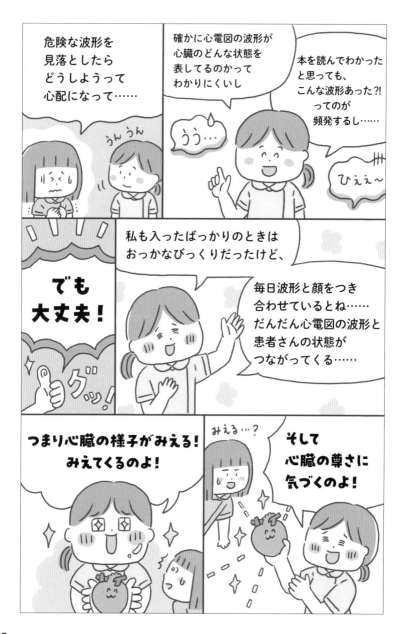

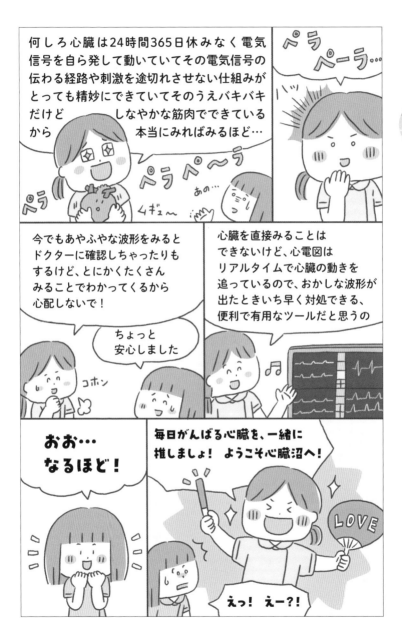

心電図でよく使う 用語集

ここでは、臨床の現場で耳にする用語・略語の例を紹介します。
なお、必ずしもすべての現場でこれらの言葉を使うわけではなく、
また同じ病院内でも他科では通じない場合がありますが、
もしあなたの職場で使っているなら、知っておくととっさの判断に役立ち、
より的確なコミュニケーションの助けになるでしょう。

SR(サイナスリズム) ▶ 洞結節による正常な心臓のリズム。カルテなどに記載するときにも使われる。

JR(ジャンクショナルリズム) ▶ 房室接合部補充調律のこと。房室接合部(房室結節〜ヒス束)からの電気信号(興奮)による心臓のリズム。カルテなどに記載するときにも使われる。「ジャンクショナル」とも。

タキ ▶ 頻脈性についていう。「AFタキ」 など。

フィブ ▶ 細動(fibrillation)のこと。

フラッター ▶ 心房粗動のこと。atrial flutter(アトリアル フラッター)から。

ブラディ ▶ 徐脈性についていう。「AFブラディ」 など。

ネガT ▶ 陰性T波のこと。心電図で下向き(陰性)に出ているT波。出現する要因はさまざま。

> くも膜下出血時、過度のカテコラミンが放出された患者さんの心電図でもみたことがあるわ。

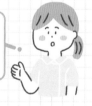

くるくるしている ▶ リエントリー(→P.42)の状態のこと。

タキタキしている ▶ 頻脈が出ている様子。

ジャミジャミしている ▶ 心電図の波形がグチャグチャな状態。波形が乱れている様子。ノイズについてもいうことがある。

パフる ▶ 「PAFる」。発作性心房細動(→P.71)が出現したときに使う。

ワゴる ▶ 迷走神経反射。特に、それによって徐脈を起こしている状態。Vagotony(独語「ワゴトニー」)から。

心電図とは

心電図（electrocardiogram;ECG）は、心臓の電気的な活動の様子をグラフの形に記録したものです。一般に次のような形をしています。これをみることによって、心臓の働きが正常であるか、そうでないかを比較的簡単に把握することができます。

モニター心電図の例（洞性徐脈）

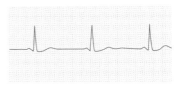

心電図の見方を学ぶ前に、心臓の働き・仕組みについて、要点を押さえておきましょう。

心臓の働き

心臓は、全身に血液を送るポンプの役割を果たしています。全身をめぐり、戻ってきた血液（静脈血）を肺に送り、肺でガス交換をした血液（動脈血）を全身に送り出します。

心臓の構造と血液の流れ

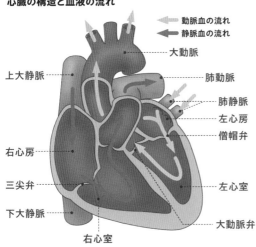

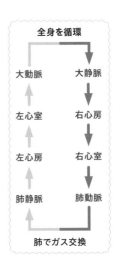

心臓の筋肉（心筋）に栄養を運ぶ血管を冠動脈（冠状動脈）といいます。冠動脈が動脈硬化などにより細くなったり、詰まったりすると、心筋に酸素が行き届かず虚血状態になります。この結果起こる心疾患を虚血性心疾患といいます。

冠動脈の走行

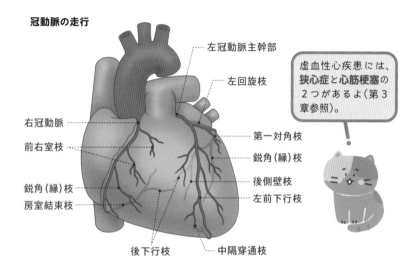

左冠動脈主幹部

左回旋枝

右冠動脈

前右室枝

鋭角（縁）枝

房室結束枝

第一対角枝

鋭角（縁）枝

後側壁枝

左前下行枝

後下行枝

中隔穿通枝

虚血性心疾患には、**狭心症**と**心筋梗塞**の2つがあるよ（第3章参照）。

心臓の電気活動

　心筋は自発的に電気信号（興奮）を起こすことができ、発生した電気信号によって収縮と拡張を繰り返します。この収縮と拡張によって、全身に血液を送る心臓のポンプ活動が維持されます。

　心臓の細胞で電気が発生するのは、心筋細胞の細胞膜にイオンが出入りする仕組みがあるからです。細胞の内外に K^+、Na^+、Ca^{2+} といったプラスイオンが存在し、そのイオンが細胞内に出入りすることで電位が変化するのです。細胞膜には、Na^+ を細胞の外に運び、K^+ を細胞の中に入れる**Na-K交換ポンプ**というイオンポンプがあります。また、細胞膜には、**イオンチャネル**という、それぞれのイオン専用の出入り口があります。

　このポンプとチャネルの働きにより、細胞内は次ページのような電位変化をたどります。このサイクルを繰り返すことによって、心筋細胞に電気が発生し、心臓の収縮も繰り返されるのです。

心筋細胞の電位変化

①Na⁺が一気に細胞内に入り、電位が急に上がる（脱分極）。

②Ca²⁺がしばらく入り、電位が上がったまま保たれる（この間に心臓が収縮）。

③Ca²⁺が入らなくなり、K⁺も出ていくと電位が下がる（再分極）。

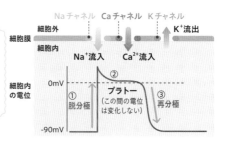

刺激伝導系とは

心臓を収縮させる電気の流れを刺激伝導系といいます。

心電図をとることによって、この刺激伝導系における電気の起こり方、伝わり方に異常がないかどうかをみることができます。

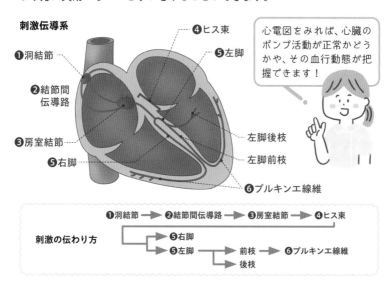

刺激伝導系

❶洞結節
❷結節間伝導路
❸房室結節
❺右脚
❹ヒス束
❺左脚
左脚後枝
左脚前枝
❻プルキンエ線維

心電図をみれば、心臓のポンプ活動が正常かどうかや、その血行動態が把握できます！

刺激の伝わり方

❶洞結節 ➡ ❷結節間伝導路 ➡ ❸房室結節 ➡ ❹ヒス束
┗ ❺右脚
┗ ❺左脚 ➡ 前枝 ➡ ❻プルキンエ線維
後枝

心筋には自ら信号を出し、鼓動を刻もうとする能力があります。これを自動能といいます。自動能は洞結節、房室接合部（房室結節～ヒス束）、右脚、左脚、プルキンエ線維に備わっています。通常は洞結節から信号が発せられますが、その働きが損なわれても、すぐに心臓が止まらないよう、房室結節以下の自動能が補って働くのです。

心臓は止まらないようにがんばっている

心筋は自ら電気信号（興奮）を起こし、収縮と拡張を繰り返しています。この能力を自動能といいます。

電気信号は通常、洞結節から起こりますが、洞結節以外にも房室結節からヒス束の辺り（房室接合部）、右脚、左脚、プルキンエ線維に電気信号を起こす力、すなわち自動能が備わっています。そのため、洞結節で電気信号が起こらない、あるいは起こってもほかの部位に伝わらない場合、これらの部位から発生する電気信号によって心臓を動かすことになります。何らかの要因で洞結節から電気信号が来なかったとしても、心臓がすぐに止まることのないよう、何重ものバックアップ体制が取られているというわけです。

正常な刺激伝導系では、洞結節が電気信号を起こし、房室結節以下がその信号を引き継ぎます。洞結節がビビッと指令を出すと皆がハイ！ と信号を引き継いでいくイメージです。洞結節の調子が悪くなると次の部位ががんばる、そこが悪くなるとさらに次の部位が……と移っていきますが、あとになるほど電気信号の出る回数は少なくなり、心電図上ではQRS幅が広がります。あくまで、洞結節から発生する電気信号で収縮するのが最も普通であり大前提です。

促進性心室固有調律（→P.64）や房室接合部補充調律（→P.104）は、洞結節以外から電気信号が発生している例で、ふらつきや失神といった症状や元々の疾患がなければ、まず経過観察を行います。とくに高齢者の場合は、経過観察のみで問題なく日常生活を送っていることも少なくありません。一方、第Ⅲ度房室ブロック（→P.88）は、洞結節から信号が出ていても房室結節に伝わらず、房室結節以下の部位の自動能によって信号が発生している状態です。この場合は心停止の危険があるため緊急の対処が必要です。

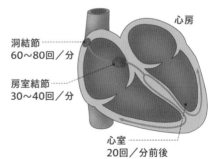

心房

洞結節
60〜80回／分

房室結節
30〜40回／分

心室
20回／分前後

心電図の種類

　心電図には、モニター心電図や12誘導心電図のほか、ホルター心電図などがあります。

12誘導心電図

　心電図の基本となるのは、12誘導心電図です。これは12個の「視点」から心臓をみたもので、心臓の状態を細かく判断するのに適しています。短時間の検査で心臓の詳しい情報が得られるため、定期健康診断などでもとられる心電図です。

　12誘導心電図は、両手足に４つの電極をつける四肢誘導と、胸部に６つの電極をつける胸部誘導によってとられます。

12誘導心電図の電極の貼り方

●**四肢誘導**

右手、左手、左足の３か所を結んだ三角形は、「アイントーフェンの三角形」と呼ばれ、心臓を正三角形で囲む形になっています。

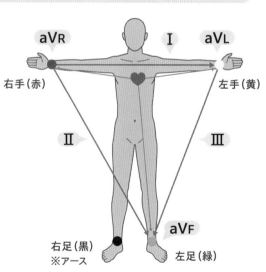

aVR

Ⅰ

aVL

右手（赤）

左手（黄）

Ⅱ

Ⅲ

aVF

右足（黒）
※アース

左足（緑）

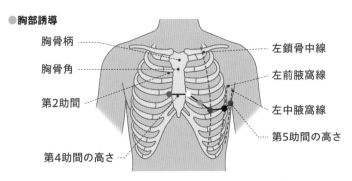

●胸部誘導

胸骨柄

胸骨角

第2肋間

第4肋間の高さ

左鎖骨中線

左前腋窩線

左中腋窩線

第5肋間の高さ

胸部誘導では、胸骨柄の下にある胸骨角から指を下ろすと第2肋間がみつかるので、その第2肋間を手がかりにV₁を貼る第4肋間を探していくようにします。

12誘導心電図の波形

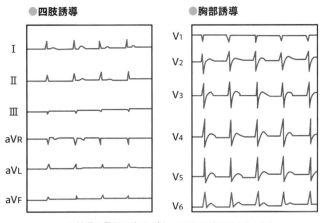

●四肢誘導

I
II
III
aVR
aVL
aVF

●胸部誘導

V₁
V₂
V₃
V₄
V₅
V₆

▲12誘導心電図の波形の例　※12個のグラフからなります

モニター心電図

　モニター心電図は、12誘導心電図の視点を簡素化し、3つの視点から心臓をみたものです。通常、モニター心電図の波形は12誘導心電図の第Ⅱ誘導の波形と近い形を示します。

　本書では、主にモニター心電図装置で記録される心電図を扱います。

モニター心電図の電極の貼り方と心電図の波形

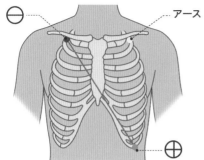

アース

モニター心電図は、3点誘導と呼ばれる誘導方法を用います。右肩にマイナスの電極、左胸にプラスの電極、左肩にアースをつけます。

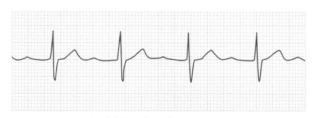

▲モニター心電図の波形の例　※グラフは1つのみです

　モニター心電図は、継続的に患者の心臓の状態をモニター（監視）するためにとられるものです。患者の状態が急に変化する可能性があるなど、長時間にわたって心臓の活動をチェックし、血行動態やバイタルサインなどを得たい場合に特に有効となります。モニター心電図装置では、不整脈などの波形だけでなく、脈拍、血圧、体温などが表示され、異常があった場合、アラームで知らせてくれます。

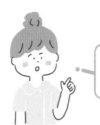

アラームの音って比較的急がなくてよいものと、ザ・緊急！ ってものがあるんですよね。使用する機器のアラーム音を確認しておきましょう。

モニター心電図は、不整脈の有無・状態や心拍数の変化を把握することについては適していますが、虚血（狭心症など心臓の血流が途絶えた状態）の把握には適しません。

　したがって、緊急の対応を必要としない不整脈があるときや、胸痛などの症状が現れ、虚血性心疾患の疑いがあるときは、**モニター心電図だけで判断せず、患者の症状を確認したり、12誘導心電図をとることが重要**です。

ホルター心電図

　ホルター心電図は「24時間心電図検査」とも呼ばれ、携帯型の記録装置によって波形が記録される心電図です。通常の安静時心電図には現れない不整脈の検出や狭心症の有無を把握するのに有効とされています。

ナースのまとめメモ

モニター心電図の特徴

◎持続的に心電図の観察ができる

◎患者の血行動態の予測に役立つ
　（心疾患、不整脈のある患者や急性期の患者、入院中の患者
　のバイタルサインをチェックするのに適している）

◎波形は通常、12誘導心電図の第Ⅱ誘導の波形に近くなる

◎虚血の把握には向かない

◎患者は電極をつけたまま歩ける

12誘導心電図の特徴

◎心電図の基本

◎短時間で心臓のさまざまな情報が得られる

◎モニター心電図で異常がみつかり、さらに詳しい情報が欲
　しい場合や虚血性心疾患の疑いがある場合などに用いる

◎健康診断に用いられる

◎症状があるときは、まずST部分の偏位（→P.131など）をみる

コラム

「誘導」とは?

心臓の電気信号の流れを目にみえる形で表現しようとしたものが心電図です。心電図では、電気信号の流れを線で表し、縦軸が電気の強さ(電位)、横軸が時間を表しています。

電気がある方向に流れているとき、どこからその流れを眺めるかによって、流れのみえ方は違ったものになります。この、「流れをどこから眺めているか」が誘導にあたります。誘導とは「人体を眺める視点」と考えてもよいでしょう。

心電図では、眺めている場所に向かってくる電気の流れは上向きに、眺めている場所から遠ざかっていく電気の流れは下向きに表現されます。そして、波の大小は電気信号の強さを表現しています。

心電図は、心臓に生じる電気の向きと強さを線で表しているのです。

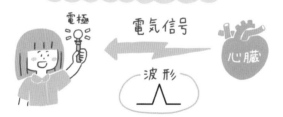

上向きの波形(陽性波)

電極 電気信号 心臓

波形

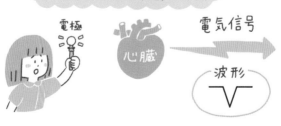

下向きの波形(陰性波)

電極 心臓 電気信号

波形

心電図の見方

心電図の見方① ～P、Q、R、S、Tの意味

心電図の波形は、刺激伝導系を電気が伝わる様子を表しています。心電図の波形のそれぞれの波には、P、Q、R、S、Tという名前がついています。それぞれの波は次のような意味を表しています。

刺激伝導系と心電図の波形

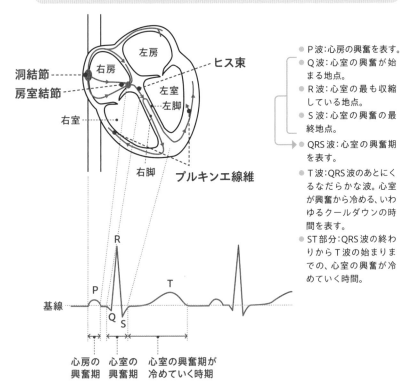

- P波：心房の興奮を表す。
- Q波：心室の興奮が始まる地点。
- R波：心室の最も収縮している地点。
- S波：心室の興奮の最終地点。
- QRS波：心室の興奮期を表す。
- T波：QRS波のあとにくるなだらかな波。心室が興奮から冷める、いわゆるクールダウンの時間を表す。
- ST部分：QRS波の終わりからT波の始まりまでの、心室の興奮が冷めていく時間。

信号が心臓を伝わる順番

電気信号	対応する心電図の位置	状況
右房 左房 右室 左室	基線 P R Q S T	洞結節から電気信号が発せられ、心房が興奮する（P波）
右房 左房 右室 左室	基線 P R Q S T	電気信号がヒス束を通り心室の興奮が始まる（Q波まで）
右房 左房 右室 左室	基線 P R Q S T	電気信号が心室を通り抜け、心室が興奮する（QRS波）
右房 左房 右室 左室	基線 P R Q S T	心室の興奮が冷めていく（T波終わりまで）

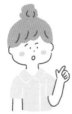

基線は、心臓のどの部分も活動がなく、静止している状態のときの線になります。

心電図の見方② ～記録用紙

　心電図では、波形の記録に1mm四方の方眼紙が使われます。縦軸が電位、横軸が時間を表しています。横軸1マスが0.04秒に相当し、縦軸10マスが1mVの電圧に相当します。縦横は5マスごとに太い線となっています。

心電図の記録用紙

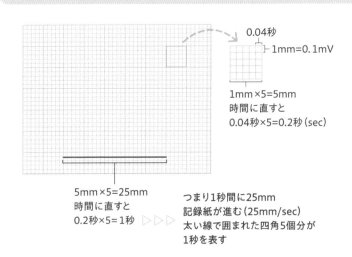

0.04秒
1mm=0.1mV

1mm×5＝5mm
時間に直すと
0.04秒×5＝0.2秒(sec)

5mm×5＝25mm
時間に直すと
0.2秒×5＝1秒 ▷▷▷

つまり1秒間に25mm
記録紙が進む(25mm/sec)
太い線で囲まれた四角5個分が
1秒を表す

point
- 縦の線は「電位の大きさ」、横の線は「時間」を表す。
- 横軸5マスが0.2秒、25マス(太枠マス5つ)が1秒を表す。

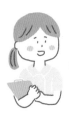

記録用紙の構成って、頭に入っているつもりでもとっさに出てこないことがあるので、慣れた今でもちょくちょく見直しているわ。

心電図の見方③ ～基本波形（洞調律）

　正常な心臓のリズムを洞調律（サイナス、sinus rhythm:SR）といいます。洞調律では、モニター心電図は次のような波形を示します。

洞調律のモニター心電図波形（拡大）

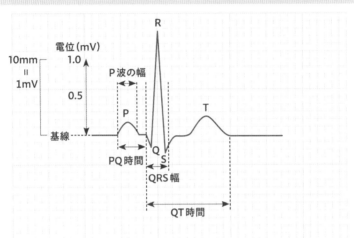

基本波形の正常時間

各波形	時間（秒）
P波の幅：P波の始まりから終わりまで	0.06～0.10秒
PQ時間：P波の始まりからQ波の始まりまで	0.12～0.20秒
QRS幅：Q波の始まりからS波の終わりまで	0.06～0.10秒
QT時間：Q波の始まりからT波の終わりまで	0.36～0.46秒

※QTについては心拍数によって変動する

心拍数の計り方

R-R間隔（心臓の鼓動1回分）が1分間に何個あるかを計算します。

60（秒）÷R-R間隔（秒）＝心拍数（1分間）

で求められます。

point　◉ 計るときは定規ではなく、デバイダーを使いましょう。

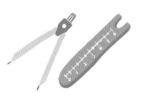

23

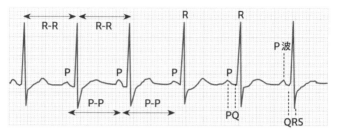

正常な洞調律では、心拍数は60〜100回／分です。洞調律の中でも心拍数が100回／分以上のものを「洞性頻脈（→P.67）」、心拍数が60回／分以下のものを「洞性徐脈（→P.101）」といいます。洞性頻脈は、持続しなければ緊急の対応を要することはありませんし、洞性徐脈も通常は放っておいて大丈夫です。

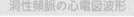

健康な人でも、たとえばスポーツをしっかりやっている人の心拍数は少ない傾向があります。

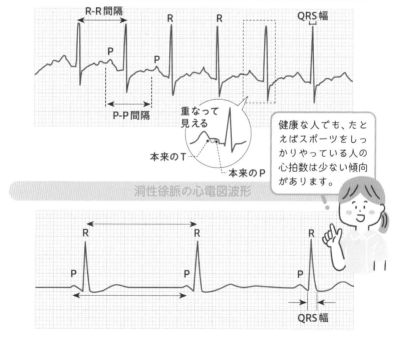

24

心電図の見方④ ～不整脈

　心臓の刺激伝導系に何らかの異常が生じ、心臓のリズムや心拍数が正常でない状態を**不整脈**といいます。心電図では、正常洞調律以外の波形はすべて不整脈です。

　まずは、臨床現場で出会う頻度が高い**心房細動**（AF→P.70、73）、**心房粗動**（AFL→P.76）と、緊急な対応が求められる**心室頻拍**（VT→P.42、45）、**心室細動**（VF→P.39）の波形と呼び名、略称を覚えておくとよいでしょう。

心房細動（AF）

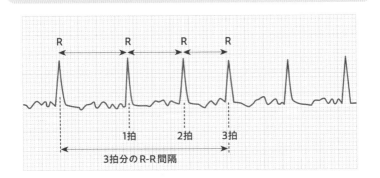

心房粗動（AFL）

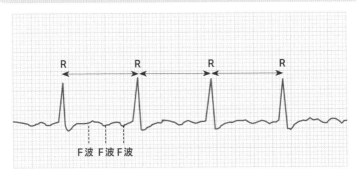

心室頻拍（VT）

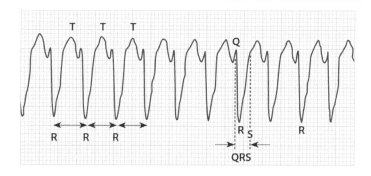

心室細動（VF）

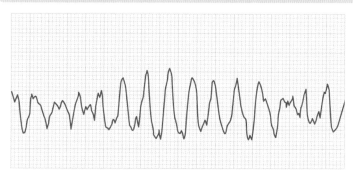

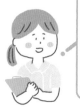

それぞれの波形の主な特徴を覚えましょう。

心房細動（AF）	● P波がはっきりしない ● 基線に細動波（f 波）がある ● R‐R間隔が一定でない
心房粗動（AFL）	● P波がない ● 基線に規則的な揺れ（F波）がある ● R‐R間隔は一定
心室頻拍（VT）	● 心拍数：100〜250回／分 ● R‐R間隔はほぼ一定 ● P波がみえないかみえにくい ● QRS波の幅は0.12秒以上
心室細動（VF）	● P波、Q波、R波、S波、T波が鑑別できない ● 基線がはっきりせず、グチャグチャな波形

コラム

教科書通りにはいかない正常心電図

▶さまざまな正常

　異常な心電図を見極められるようになるには、まずどのような形が「正常」であるかをしっかりと覚える必要があります。

　教科書や参考書には「正常な心臓のリズム（洞調律）」（→P.23）の図が載っています。でも、実際の心電図はその通りの波形にみえず、「あれ？　この波形は正常？　異常？」と迷うことが少なくありません。

　下の３つの心電図は、どれも「正常」と判断できる洞調律の波形です。

❶

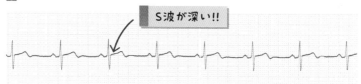

S波が深い!!

❷

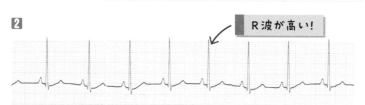

R波が高い!

❸

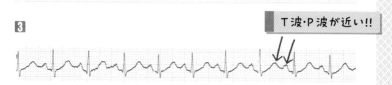

T波・P波が近い!!

3つの心電図を比較すると、波形がかなり異なることがわかりますね。洞性徐脈気味❷だったり洞性頻脈気味❶だったりすることも読みとれるかと思います。

　さて、まず「正常」の大前提はP波があり、あとに続いてQRS波が来る、ということです。「P波があって、QRS波が来て……ってきれいな波形なら当然では？」と思うかもしれません。しかし、一見すると規則的な心電図なのに、これらの波が順序立てて判別できないこともあります。その場合には、急いで連絡・対応をしなくてはなりません。

　それぞれの波の幅が基準値内であることも重要です。正常な波の幅（P波の幅：0.06〜0.10秒、PQ時間：0.12〜0.20秒、QRS幅：0.06〜0.10秒、QT時間：0.36〜0.46秒）と合わせて、波の向きも確認しましょう。

　患者に特に目立つ波形の乱れがみられないときなどは、つい「大丈夫だろう」と思いたくなります。しかし、心電図が正しくとれていない場合もあります。画面や思い込みに惑わされず、身体の状態も合わせてしっかり確認する習慣をつけましょう。

▶「心電図異常＝病気」ではない

　モニター心電図の見方を身につけることは、臨床現場でとても役立ちますが、心電図を過度に信頼することは、かえって危険を招く場合があります。忘れないでほしいのは、心電図は患者の一面を表しているに過ぎないということです。

　心電図は、絶対的な判断材料になるものではありません。「心電図異常」＝「病気」というわけではありませんし、心電図が正常ならその人が健常であるかといえば、そうとも限りません。

　正しい判断をするためには、患者の状態をよく観察し、患者自身の言葉に耳を傾けることが欠かせません。そのうえで、心電図から得た情報を活用する、という態度が大切です。

不整脈の見分け方・名付け方

不整脈の見分け方は、名付け方と密接な関連があります。不整脈の名付け方を知っていると、対応するときに役立ちます。

point

◎ 不整脈には遅い不整脈（徐脈）と速い不整脈（頻脈）がある。

◎ 徐脈は「洞機能不全症候群」と「房室ブロック」の2種類。

◎ 頻脈は「発生部位（心房、心室）＋収縮頻度（細動、粗動、頻拍、期外収縮）」でほとんどのものを表すことができる。

頻脈の発生部位〜心房か心室か

頻脈の発生部位は不整脈の心電図波形のQRS波をみれば判断できます。QRS波の幅が狭い（3mm＝0.12秒未満）ならば心房に原因がある不整脈、QRS波の幅が広い（3mm＝0.12秒以上）ならば心室に原因がある不整脈です。

ここで、洞調律のQRS波は幅が狭かったこと（通常は2.5mm＝0.10秒前後）を思い出してください。

なぜ、洞調律のQRS波は幅が狭いかというと、ポンプの役割を果たす心室筋が一気に収縮していることを表すからです。正常の心臓の働きでは、心室筋はすべてがほぼ同時に収縮して、電気信号（興奮）が一気に心室筋をかけめぐります。それでQRS波の幅が狭くなるのです。

逆に、何らかの異常のために心室から電気信号が始まっている場合、その電気信号は刺激伝導系を使えないので、端から端へじわじわと伝わることしかできません。そのため電気信号が心室筋を伝わるのに時間がかかり、結果としてQRS幅が広くなります。このときの収縮はじわっとした収縮なので、心臓のポンプ機能が悪いといえます。QRS波の幅が広い不整脈、すなわち心室性の不整脈は、血行動態的に危険性が高いのです。

心房の電気信号に異常があった場合は、その信号は房室結節に伝わり、以降は正常のときと同様に刺激伝導系を通ります。そのためQRS波の幅も狭くなります。ポンプとなる心室筋の興奮は正常時と同じなので、心房性の不整脈は、血行動態的に危険性が低いといえます。

収縮頻度

収縮頻度には次の4つのパターンがあります。

心房性の場合はP波を数え、心室性の場合はQRS波の出現頻度を数えます。P波がわからないときはQRS波で代用します。

- **細動**：350回／分以上、あるいは数えられない頻度で興奮しているもの。
- **粗動**：250～350回／分で興奮しているもの。目安として心電図上で5mmに1つの波がある。
- **頻拍**：100～250回／分で興奮しているもの。目安として心電図上で6～15mmに1つの波が規則的に出ている。
- **期外収縮**：予想される時期のほか（外）に出た収縮。余計なところで1拍出現する。

（一般に、細動・粗動→頻拍→期外収縮の順に危険度が低くなる）

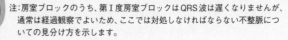

ナースのまとめメモ

◎心電図の見分け方（基本的な考え方）

（STEP1）**徐脈か頻脈か**（徐脈は洞機能不全症候群と房室ブロック）

（STEP2）

◎頻脈の見分け方

①QRS波の幅をみる　3mm以上→心室性　3mm未満→心房性

②収縮頻度をみる（心室性ならQRS波、心房性ならP波をカウント）

　350回／分以上→**細動**

　250～350回／分。5mmに1つ出現→**粗動**

　100～250回／分。6～15mmに1つ出現→**頻拍**

　余計なところで1拍出現→**期外収縮**

◎徐脈の見分け方

①P波をみる

　ない→QRS波あり→洞停止 or 洞機能不全症候群

　遅い→QRS波遅い→洞機能不全症候群

　遅くない（目安として50回／分以上）→QRS波遅い→**房室ブロック**

　（第Ⅱ度以上）

注：房室ブロックのうち、第Ⅰ度房室ブロックはQRS波は遅くなりませんが、通常は経過観察でよいため、ここでは処置しなければならない不整脈についての見分け方を示します。

歯みがきVTとは?

　心電図をモニターしていると、既往症のない患者に突然異常な波形がみられることがあります。急いで駆けつけると、本人がのんびり歯をみがいていたり、ナースが本人に声かけをしながら肩を軽く叩くなどのスキンシップをとっていたりします。こんなときは、心臓に異常が生じたのではなく、アーチファクト(artifact) が出たとみます。

　アーチファクトとは、心臓以外から発生した異常な波形のこと。「一見するとグチャグチャの波のようだが、正常なQRS波もみえる」というのが特徴で、病棟内ではかなりの頻度でみられる波形です。悪寒やせん妄による震え、汗で皮膚が濡れている、アトピーなどの皮膚症状がある、といった原因でアーチファクトが出現することがあります。電動ベッドのモーターや患者がもち込んだマッサージ器が原因だった例もあります。

　アーチファクトは心臓の異常を示すものではなく、基本的に治療の必要はありません。とはいえ、正常な波形とは異なるため無用な心配を抱くことになりますので、極力このような波形が記録されないよう、環境などを整えておくことが大切です。

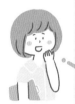

こんな原因があります!
原因①患者の動作・体動
[対策]正しい位置に電極を装着する、歯みがきなどの動作をいったんやめてもらうなど
原因②患者の極度の緊張による筋電図の混入
[対策]室温の調整、深呼吸、プライバシーへの配慮など
原因③電極の接触不良・はがれかけている
[対策]汗を拭きとる、電極を交換するなど
原因④ほかの電気機器の信号が混入する交流障害
[対策]電源コードを遠ざける、使わない電気機器の電源をコンセントから抜くなど

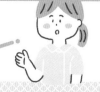

元気な患者さんだからといって、異常な波形を「アーチファクトだな」と安易に考えてはダメ。必ず状態を確認しましょう。

心電図は読めると楽しい

心電図をきちんと読みとって、素早く
的確に動かなければ……ワタワタ

まあまあ。ちょっと落ち着いて。

でも、看護学生のときはあまりみない分野だったし、
国家試験のときもあまり勉強した記憶がないし……。

確かに、この科に来て本格的に取り組むようになっ
た人も多いわね。「洞調律って絶対覚えないといけ
ない？」ってため息をついてた人もいるし。まあそ
の人、今はバリバリの心電図のプロよ。

心電図が読めるようになると、より
一層心臓のことを理解したくなるし、
知れば知るほど心臓って面白い！
ワクワクする！ ってなるのよね。

バックアップの仕組みとか、心臓ってほんとよく
できてるなーって感心しますもんね。

そうなのよー！ そうやって心臓を好きにな
る人が多いんじゃないかと思うわ。

先輩の言葉を聞いていると、私もワクワクしてきて
「理解するぞー！」って気になっちゃいます！

第2章

モニター心電図の読み方

主な心電図　解析フローチャート

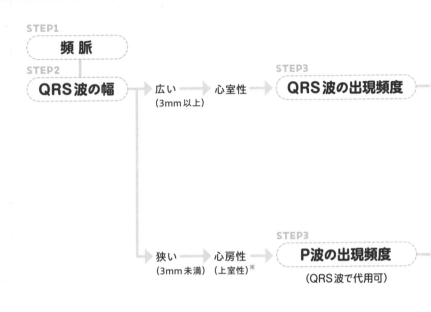

STEP1
頻 脈

STEP2
QRS波の幅 → 広い（3mm以上） → 心室性 → STEP3 QRS波の出現頻度 →

→ 狭い（3mm未満） → 心房性（上室性）※ → STEP3 P波の出現頻度（QRS波で代用可） →

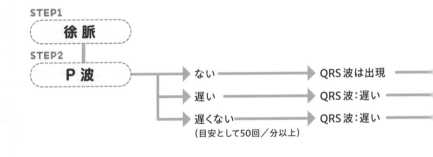

STEP1
徐 脈

STEP2
P波 → ない → QRS波は出現 →
→ 遅い → QRS波：遅い →
→ 遅くない（目安として50回／分以上） → QRS波：遅い →

緊急度 ……　Ⓐ Ⓑ Ⓒ　　　　　※「心房性」と「上室性」は同じ意味です。

対応が必要となる不整脈について、大まかな見分け方を図式化しました。
フローチャートのステップを踏むことで、どの不整脈か判別できます。

350回／分 ────────→ Ⓐ 心室細動
（数えられないorグチャグチャ）

250回／分
（5mmに1つ出現）

100~250回／分 ───────→ Ⓐ 心室頻拍（単形性・多形性）
（6~15mmに1つ出現）　　　　　　Ⓐ トルサード・ド・ポアンツ

余計なところで1拍 ───────→ Ⓑ 多源性心室期外収縮

　　　　　　　　　　　　　　　Ⓑ 連発性心室期外収縮

　　　　　　　　　　　　　　→ Ⓑ R on T型心室期外収縮

　　　　　　　　　　　　　　→ Ⓒ 心室期外収縮

350回／分またはf波あり ──→ Ⓑ 心房細動
（数えられないorグチャグチャ）

250回／分またはF波あり ──→ Ⓑ 心房粗動
（5mmに1つ出現）

100~250回／分 ───────→ Ⓑ 発作性上室頻拍
（6~15mmに1つ出現）

余計なところで1拍 ───────→ Ⓒ 上室期外収縮

────→ 洞停止または Ⓑ 洞機能不全症候群

────→ Ⓑ 洞機能不全症候群

────→ 房室ブロック（第Ⅱ度以上）

房室ブロックの
見分け方
● P波とQRS波に対応関係なし➡ Ⓐ第Ⅲ度房室ブロック
● P波とQRS波の対応が突然崩れ、予想できない
　➡ Ⓑ 第Ⅱ度房室ブロック　モービッツⅡ型
● P波とQRS波は1対1対応だが、PQが長くなり、ときにQRS波が脱落
　➡ Ⓒ 第Ⅱ度房室ブロック　ウェンケバッハ型

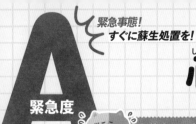

心静止
しんせいし
エイシストール
asystole

緊急度 A

心停止の一病態。心臓の電気活動がなくなり、心電図は平坦な基線のみとなる。緊急に蘇生処置を。

波形

フラットな基線のみになる

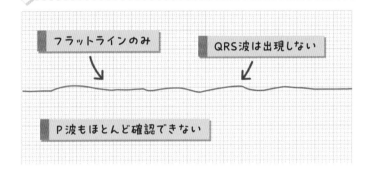

フラットラインのみ

QRS波は出現しない

P波もほとんど確認できない

心臓の状態

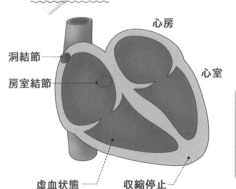

心房

洞結節

房室結節

心室

虚血状態
広範囲で起こる。
電気信号(興奮)なし。

収縮停止
心筋が収縮せず、血液を拍出できない。

見極めポイント

①P波、QRS波……なし
②心拍数……なし
⇒**心静止**だと判断

- 心室の収縮は全くないか、認められても1分に6回以下です。
- 整合性のあるQRS波はなく、P波も認められません。

ナースとドクターの対応の流れ

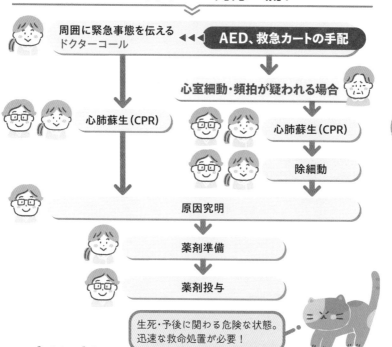

周囲に緊急事態を伝える
ドクターコール ◀◀◀ **AED、救急カートの手配**

心室細動・頻拍が疑われる場合

心肺蘇生(CPR)

心肺蘇生(CPR)

除細動

原因究明

薬剤準備

薬剤投与

生死・予後に関わる危険な状態。
迅速な救命処置が必要!

✅ すぐにすること

ドクターコール

周囲に緊急応援要請をし、ドクターに知らせる。

ドクターが来るまで

心肺蘇生の準備。心電図の見間違いが起こらないよう、感度やリード線を再確認する。

✅ 患者の状態をみる

● 心室細動か心静止か判別できない場合、まずは除細動での回復の可否をみることもある(その場合、二相性:120〜200J、単相性:360J、不明時:200J)。

✅ 蘇生を中止するケース

● 事前に患者または代理人が意思表示をしているときは、症状や予後を考え、蘇生を中止せざるを得ない場合もある。

「心静止」の原因

❯ さまざまな基礎疾患や**虚血性心疾患**、低酸素症、各種不整脈が原因になる。

❯ はじめは**心室細動**や**心室頻拍**などでも、脈が戻らず最後に心臓が動かなくなると心静止となる。

※「心静止」は心臓が動いていない状態。「心停止」は心臓が動いていても血液を拍出できない状態で、心室細動、無脈性心室頻拍、無脈性電気活動（PEA）、心静止の4つに分類できる。

「心静止」の治療法

❯ 状況に応じて**心臓マッサージ**を行い、心室細動になったら**除細動**を行う。

❯ 心肺蘇生と同時に**H's**と**T's**で治療できる原因を探る。

H's（**H**を頭文字とする原因）

循環血液量減少（**H**ypovolemia）

低酸素症（**H**ypoxia）

水素イオン（**H**ydrogen ion）（アシドーシス）

高／低カリウム血症（**H**yper/**H**ypo-kalemia）

低血糖（**H**ypoglycemia）

低体温（**H**ypothermia）

- -

T's（**T**を頭文字とする原因）

毒物（**T**oxin）

心タンポナーデ（**T**amponade）

緊張性気胸（**T**ension pneumothorax）

血栓症（**T**hombosis）

外傷（**T**rauma）

❯ 薬剤投与の場合は、アドレナリン、バソプレシン、アトロピンなど。

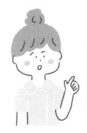

ナースのまとめメモ

◎**心電図の波形**：整合性のある波形はみられず、平坦な基線のみになる。

◎**対処の仕方**：緊急に心肺蘇生処置を行う。心静止が持続すると予後に大きな悪影響となる。

A

緊急度

緊急事態!
すぐに救急蘇生処置を!

ドクター
コール

AED

心室細動

しんしつさいどう

[VF] ventricular fibrillation
ヴェントリキュラー フィブリレーション

心停止の一病態で、心臓が無秩序に細かく震える状態。
波形も規則性がなく グチャグチャ。緊急の処置が必要。

波形 規則性がなくグチャグチャに震えている

一つひとつの波は QRS 波で
グチャグチャである

QRS 波は幅広くて数え
きれない(判別できない)

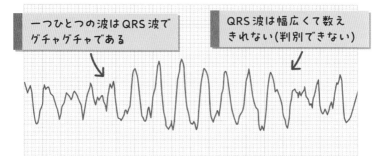

心臓の状態

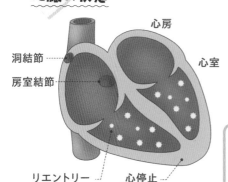

洞結節

房室結節

心房

心室

リエントリー
心室内で多数発生した
信号(興奮)が無秩序に
心室内を行き来する。

心停止
心臓がポンプの機能を
果たせなくなり、血液循
環が停止する。

見極めポイント

①QRS波の幅…広い
→**心室性**
②QRS波の出現頻度…数
えきれない→**細動**
⇒**心室細動だと判断**

- 患者は意識・脈がなく
  呼吸停止状態。血圧も
  測定できません。
- 心室細動は、**突然死の
  原因第1位**です。

ナースとドクターの対応の流れ

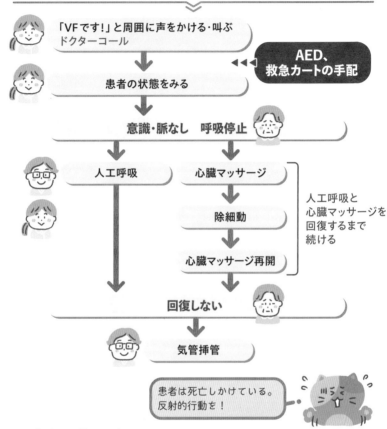

「VFです！」と周囲に声をかける・叫ぶ
ドクターコール

AED、
救急カートの手配

患者の状態をみる

意識・脈なし　呼吸停止

人工呼吸　　心臓マッサージ

除細動

心臓マッサージ再開

人工呼吸と
心臓マッサージを
回復するまで
続ける

回復しない

気管挿管

患者は死亡しかけている。
反射的行動を！

✅ すぐにすること

ドクターコール
早期対応が非常に大切。この波形をみたらすぐに応援を呼び、ドクターに知らせる。

ドクターが来るまで
除細動の準備ができるまで、絶え間なく胸骨圧迫を行う。

✅ 患者の状態をみる

● 心室細動が4〜5秒続くと意識を失う。
● 3分経過すると、脳に不可逆的な障害が残る。

✅ 除細動の仕方

1回の電気ショックで回復しないとき⇒再度トライする。
3回連続で行って回復しないとき⇒気管挿管を行い、静脈路を確保したのち、もう一度トライする。
心電図がフラットになった⇒心静止できわめて厳しい。心臓マッサージを継続する。

「心室細動」の原因

- 虚血性心疾患、拡張型心筋症（DCM）、肥大型心筋症（HCM）、心筋炎、心臓弁膜症など、何らかの心疾患がある人に起こりやすい。心室細動は急性心筋梗塞の主な原因ともなる。
- 特に基礎疾患がなくても、ブルガダ症候群（→P.115）やQT延長症候群（→P.50）の人には起こりやすい。
- 心室期外収縮、心室頻拍などにより誘発されることもある。

「心室細動」の治療法

- 電気的除細動による。心臓マッサージと人工呼吸で、循環を維持しながら行う。
- 心室細動を起こしうる患者には、植え込み型除細動器（ICD：implantable cardioverter defibrillator）の使用も有効である。ペースメーカーのように体内に植え込み、常時心室細動や心室頻拍が生じていないか監視し、生じたときは自動的に電気ショックを与えるように設定される。心室細動そのものは予防できないが、救命という意味で画期的である。

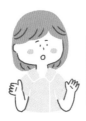

ナースのまとめメモ

◎**心電図の波形**：規則性がなく、グチャグチャ。

◎**対処の仕方**：すぐに動くこと。患者はすでに死亡しかけている。考える暇はなく、周囲に声をかけて、現場に向かい、ただちに救急蘇生処置を行う。

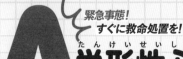

A

緊急度

緊急事態！
すぐに救命処置を！

単形性心室頻拍（単形性VT）

たんけいせいしんしつひんぱく

モノモルフィック ヴェントリキュラー タキカルディア
monomorphic ventricular tachycardia

ドクター
コール

AED

心室内の一部から出される電気信号（興奮）により、心室期外収縮（→P.60）が繰り返される状態。緊急の処置が必要。

波形 幅が広く一定形の QRS 波が連続する

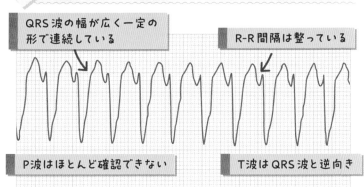

QRS波の幅が広く一定の形で連続している

R-R 間隔は整っている

P波はほとんど確認できない

T波は QRS 波と逆向き

心臓の状態

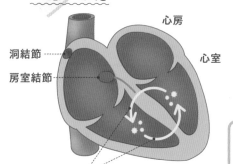

心房

洞結節

房室結節

心室

リエントリー
心室で異常な信号が繰り返し発生し旋回する。

心拍出量低下
全身への血液循環量が減少し、酸素供給が悪化するため緊急処置が必要。

見極めポイント

①QRS波…幅広／一定・連続している→心室性／単形性
②QRS波の出現頻度…100～250回／分→頻拍
⇒単形性心室頻拍だと判断

● 30秒以上続く持続型(sustained)、30秒未満の非持続型(non-sustained)に分かれます。

ナースとドクターの対応の流れ

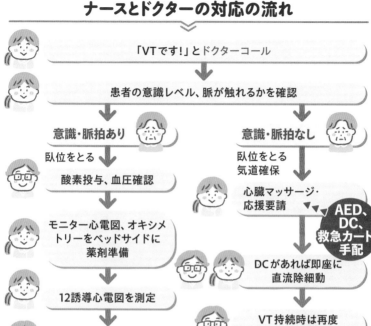

「VTです!」とドクターコール

↓

患者の意識レベル、脈が触れるかを確認

意識・脈拍あり

臥位をとる ↓

酸素投与、血圧確認

モニター心電図、オキシメトリーをベッドサイドに
薬剤準備

12誘導心電図を測定

薬剤投与・電気ショック

意識・脈拍なし

臥位をとる
気道確保 ↓

心臓マッサージ・
応援要請

AED、DC、救急カートの手配

DCがあれば即座に
直流除細動

VT持続時は再度
CPR・除細動

患者の意識の有無と脈拍を
確認、緊急対処を!

✅ すぐにすること

ドクターコール

すみやかにドクターに連絡し、患者の意識レベル、心拍数、症状をチェックして到着を待つ。

ドクターが来るまで

意識・脈があれば12誘導心電図を測定し薬剤などの準備。意識・脈がない場合は心臓マッサージ・除細動を行う。

✅ 患者の状態をみる

- ●ただちに患者の意識・脈拍を確認。それらがない場合は心臓マッサージが基本。
- ●心室頻拍により心拍出量が減少し、血圧低下や失神、動悸などが現れる場合がある。

第2章 モニター心電図の読み方 単形性心室頻拍

43

「単形性心室頻拍」の原因

- 前兆として3連発以上、R on T型などの心室期外収縮（→P.57）がある。これらの不整脈がみつかったら、心室頻拍に移行しないよう、すぐに処置を行う。
- **急性心筋梗塞**や、**心筋症、心筋炎、心臓弁膜症、重症心不全**などの基礎疾患をもつ人に起こりやすい。
- 基礎疾患などの明らかな原因がみつからない**特発性**の場合もある。
- 血行動態の悪化により、**アダムス・ストークス症候群**（失神やめまい）を併発し、**心室細動（VF）** に移行する危険がある。

「単形性心室頻拍」の治療法

- 脳も含め全身に循環する血液量が減少するため、酸素供給不足が起こる。
- 意識・脈拍がある場合は、経過を観察しながら**アミオダロン**などの抗不整脈薬を投与、**ペーシング**（電気刺激によって心拍数をコントロールする）を行う。**同期電気ショック（カルジオバージョン）** を行う場合は、R波同期で50J程度から。
- 意識・脈拍がない場合は、**心臓マッサージ**や**除細動**などの救命処置を行う。
- 頻拍の根治には、**カテーテル・アブレーション**（心臓までカテーテルを挿入し、リエントリーの原因となる信号の旋回路を焼き切る方法）や**植え込み型除細動器（ICD）**（→P.41）の使用を検討する。

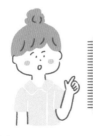

ナースのまとめメモ

◎**心電図の波形**：QRS波が規則的。頻脈（100〜250回／分）。

◎**対処の仕方**：意識と脈拍、バイタルサインを確認。意識がない場合は、応援を要請し緊急に救命処置を行う。意識がある場合は12誘導心電図をとり、薬剤・救命処置の準備。

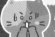

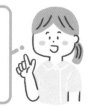

A

緊急度

多形性心室頻拍（多形性VT）
（たけいせいしんしつひんぱく）

ポリモルフィック ヴェントリキュラー タキカルディア
polymorphic ventricular tachycardia

心室で異常な信号（興奮）が繰り返し起こり、QRS波の形が一つひとつ異なる。緊急救命処置が必要。

波形 幅が広くさまざまな形の QRS 波が連続する

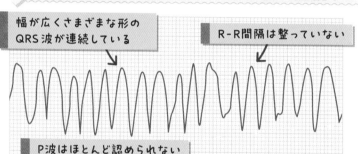

幅が広くさまざまな形の
QRS波が連続している

R-R間隔は整っていない

P波はほとんど認められない

心臓の状態

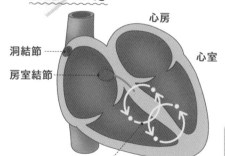

心房

心室

洞結節

房室結節

リエントリー
心室の数か所で異常な信号が繰り返し発生し旋回する。

心拍出量低下
全身への血液循環量が減少し、酸素供給が悪化するため緊急処置が必要。

見極めポイント

①QRS波…幅広／不定形・連続している→心室性／多形性

②QRS波の出現頻度…100〜250回／分→頻拍

⇒**多形性心室頻拍**だと判断

- 単形性心室頻拍と同様にQRS波の幅は広いが形は不整。
- 持続型の多形性心室頻拍はほとんどみられません。

45

ナースとドクターの対応の流れ

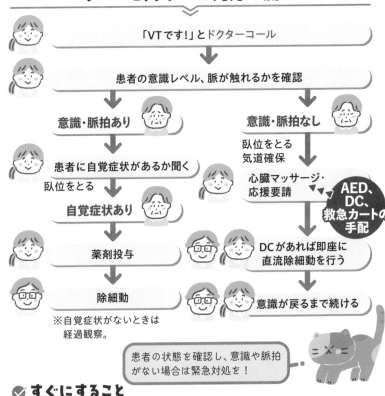

「VTです!」とドクターコール

↓

患者の意識レベル、脈が触れるかを確認

意識・脈拍あり

患者に自覚症状があるか聞く

臥位をとる

自覚症状あり

薬剤投与

除細動

※自覚症状がないときは
経過観察。

意識・脈拍なし

臥位をとる
気道確保

心臓マッサージ・
応援要請

AED、
DC、
救急カートの
手配

DCがあれば即座に
直流除細動を行う

意識が戻るまで続ける

患者の状態を確認し、意識や脈拍
がない場合は緊急対処を！

✅ すぐにすること

ドクターコール	ドクターが来るまで
すみやかにドクターに連絡し、患者の意識レベル、心拍数をチェックし、到着を待つ。	意識・脈があれば患者に自覚症状を確認し、ドクターの指示にもとづき薬剤などの準備をする。意識・脈がない場合、緊急に心臓マッサージ・除細動を行う。

✅ 患者の状態をみる

- 意識や脈拍があっても、起立性調節障害や血圧低下、失神などの症状が現れる場合がある。
- すぐに無脈性心室頻拍や心室細動に移行しやすいので、緊急の対処が必要。

「多形性心室頻拍」の原因

- ❥心室の数か所で異常な信号が連続発生し、旋回している状態。
- ❥急性心筋梗塞や、心筋症、心筋炎、心臓弁膜症、重症心不全などの基礎疾患をもつ人に起こりやすい。
- ❥基礎疾患により心機能が低下しているところに心室頻拍が起こり、心拍出量が低下すると、心室細動などの危険な状態に移行しやすい。
- ❥QT時間（→P.23）の延長が原因の場合もある。先天性QT延長症候群のほか、QT時間延長作用のあるプロカインアミド（アミサリン）、ソタロール（ソタコール）、アミオダロン（アンカロン）などの薬剤も原因になる。

「多形性心室頻拍」の治療法

- ❥急速に危険な状態（無脈性心室頻拍、心室細動）に移行しやすいので、対応は迅速に行う。
- ❥意識・脈拍がある場合は、経過を観察しながら患者の症状（起立性調節障害、血圧低下、失神など）に対する治療薬を投与する。
- ❥意識・脈拍がない場合は、即座に心臓マッサージや除細動などの救命処置を行う。

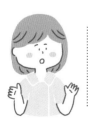

ナースのまとめメモ

◎**心電図の波形**：QRS波の幅は規則的で形が不規則。頻脈（100〜250回／分）。

◎**対処の仕方**：意識と脈拍、バイタルサインを確認。意識がない場合は、応援を要請し緊急に救命処置を行う。意識がある場合は経過を観察しながら薬剤・救命処置の準備。

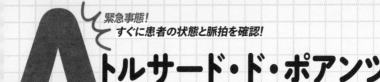

A

緊急度

トルサード・ド・ポアンツ

トルサード ド ポアンツ
torsades de pointes

QT時間の延長により起こる心室頻拍。QRS波のとがった部分が上になったり下になったりしてねじれているようにみえる。

波形 QRS波のとがった部分がねじれている

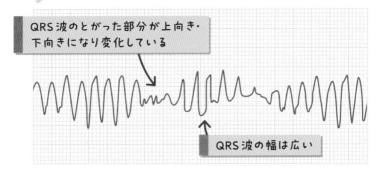

QRS波のとがった部分が上向き・下向きになり変化している

QRS波の幅は広い

心臓の状態

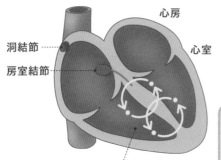

心房

心室

洞結節

房室結節

リエントリー
心室内で異常な信号（興奮）が発生。

見極めポイント

①QRS波の幅…広い→心室性

②QRS波の出現頻度…頻拍

③QRS波が基線を中心にねじれている⇒トルサード・ド・ポアンツだと判断

● 心室内の異常な信号が続き、心室細動に移行することもあります。

● 失神や心臓突然死を招きやすいです。

ナースとドクターの対応の流れ

ドクターコール　スタッフを呼ぶ 緊急

患者の状態（意識レベルと脈拍）をみる

意識・脈なし

人工呼吸・心臓マッサージ

意識が戻らない

除細動

意識が戻る

治療（薬剤投与または原因薬剤の投与中止など）

すぐに患者の意識レベルを確認！

✅ すぐにすること

ドクターコール

重篤な状態に陥る危険が高いので、この波形をみたら迅速にドクターに知らせ、スタッフを呼ぶ。

ドクターが来るまで

AEDと救急カートを用意し、絶え間なく心臓マッサージと人工呼吸を行う。

✅ 患者の状態をみる

- 意識レベルと脈拍のほか、胸痛、呼吸困難、めまい、失神の有無や血圧の変動を確認する。

✅ 除細動の仕方

- 1回の電気ショックで回復しないとき⇒再度トライする。

- 3回連続で行って回復しないとき⇒気管挿管を行い、静脈路を確保したのち、もう一度トライする。
- 心電図がフラットになった⇒心停止できわめて厳しい。人工呼吸・心臓マッサージを継続する。

「トルサード・ド・ポアンツ」の原因

- トルサード・ド・ポアンツ（torsades de pointes）はフランス語で「ねじれている尖端」という意味。QT時間の延長（QT延長症候群）により心室で異常な興奮が生じる多形性心室頻拍の一種。
- QT延長症候群は、先天性のものと、後天性のものがある。先天性のものはまれだが、心臓突然死の一要因となる。後天性のものは、QT時間を延長させる心臓疾患や薬剤が原因である。
- 後天性QT延長症候群を起こしやすい薬剤として、**抗不整脈薬、向精神薬、抗菌薬、抗ヒスタミン薬**などが挙げられる。
- 一般的に、**QT時間が500ms（12.5mm）を超える**とトルサード・ド・ポアンツが発生する危険性が高まると考えられている。
- 電解質異常（低マグネシウム血症など）や**代謝異常**の患者も、QT延長症候群を起こすことがある。

「トルサード・ド・ポアンツ」の治療法

- トルサード・ド・ポアンツは、循環器病棟以外でも、脳外科や消化器科、緩和ケア病棟などの患者に発症することが少なくない。
- 薬剤が原因であれば、その薬剤の投与を中止し、硫酸マグネシウム静注、一時的ペーシングなどを検討する。
- 先天性QT延長症候群の場合は、QT時間を短くする治療が必要である。

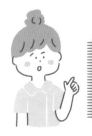

ナースのまとめメモ

◎**心電図の波形**：QRS波が基線を中心にねじれている。

◎**対処の仕方**：迅速にドクターとスタッフを呼び、ただちに人工呼吸・心臓マッサージを行う。

◎トルサード・ド・ポアンツの背景としてQT時間の延長を疑う。

ドクター
コール

緊急度 **B**

多源性心室期外収縮（多源性PVC）

マルチフォーカル プレマチュア ヴェントリキュラー コントラクションズ
multifocal premature ventricular contractions

2か所以上で異常な信号（興奮）が起こり、心室が収縮する。
より危険性の高い不整脈への移行に注意が必要。

波形 PVCで2種類以上の形が異なるQRS波が出現

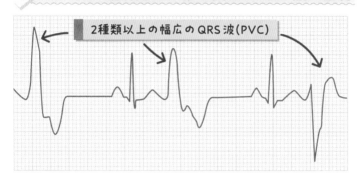

2種類以上の幅広のQRS波（PVC）

心臓の状態

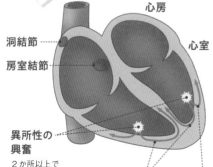

心房

心室

洞結節

房室結節

異所性の
興奮
2か所以上で
発生する。

異常な逆行伝導
信号の伝導に時間が
かかる。

正常な伝導

見極めポイント

① QRS波の幅…広い→心室性

② QRS波の出現頻度…不整
→期外収縮

③ QRS波の形…2種類以上
→多源性

⇒多源性心室期外収縮だと判断

● 異常な信号の発生源
は、QRS波の形が一
定なら1か所、2種
類なら2か所、3種
類なら3か所だと考
えられます。

ナースとドクターの対応の流れ

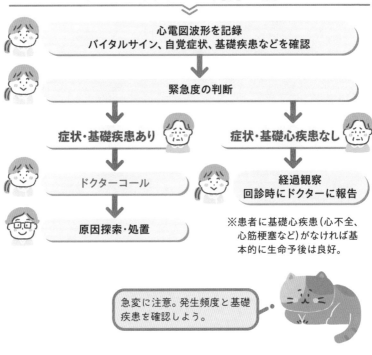

心電図波形を記録
バイタルサイン、自覚症状、基礎疾患などを確認

↓

緊急度の判断

症状・基礎疾患あり

ドクターコール

↓

原因探索・処置

症状・基礎心疾患なし

経過観察
回診時にドクターに報告

※患者に基礎心疾患（心不全、心筋梗塞など）がなければ基本的に生命予後は良好。

急変に注意。発生頻度と基礎疾患を確認しよう。

✅ すぐにすること

波形の記録
12誘導心電図を測定する場合は継続的に。

患者の状態を確認
バイタルサイン（特に脈拍がとぶ様子がないか）、基礎疾患、自覚症状を確認する。

✅ 緊急度の判断

● ラウン分類（→P.62）ではグレード3にあたる。一般的には経過観察と、回診時にドクターに報告すれば十分である。

● ただし、1分あたりの幅広のQRS波の出現数が多かったり、血圧の低下がみられたりする場合は、心室頻拍や心室細動へ移行する危険もあるので、すぐにドクターコールをする。

「多源性心室期外収縮」の原因

> 異常な信号が２か所以上で発生して心室内に伝導され、予期せぬ心室の収縮が起こる。

> **心筋梗塞、心不全、心筋症**などの心疾患があると、心筋が信号に対して過敏になり、PVC（心室期外収縮）（→ P.60）が起こりやすくなる。

> カテコラミンなどの投薬も、原因となる場合がある。

「多源性心室期外収縮」の治療法

> ラウン分類ではグレード３にあたり、一般的にその対処はドクターへの報告と経過観察のみでよく、治療は必要ないとされる。

> ただし、基礎疾患（特に心疾患）が原因とみられる場合には、重症度の高い不整脈への移行に注意して処置を行う必要がある。カルテをみて基礎心疾患があるかを確認しておくこと。

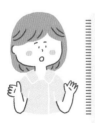

ナースのまとめメモ

◎**心電図の波形**：２種類以上の形のQRS波がみられる。QRS波が余計な拍を刻む。

◎**対処の仕方**：PVCの頻発や血圧低下がある場合はすぐにドクターコールをし、急変に備えるが、一般には経過観察でよい。症状や基礎心疾患がなければ、ドクター回診時に報告する。

経過に要注意
急変に備えて対処

連発性心室期外収縮 (連発性PVC)

れんぱつせいしんしつきがいしゅうしゅく

コンティニュアス プレマチュア ヴェントリキュラー コントラクションズ
continuous premature ventricular contractions

ドクター
コール

AED

心室からの異常な信号(興奮)による心室期外収縮(PVC)が
連続出現する。回数が多いほど危険度が高まる。

波形 　同じ形のPVCが連続して出現

幅広のQRS波(PVC)が連続して出現

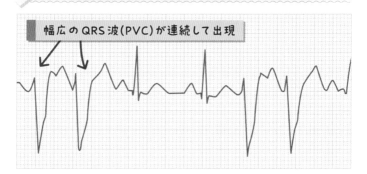

心臓の状態

心房

心室

洞結節

房室結節

心室だけに異常な
信号が繰り返し発
生する。

リエントリー
1回なら単発性の心室期
外収縮、連続すれば連発
性心室期外収縮となる。

見極めポイント

①QRS波の幅…広い→**心室性**

②QRS波の出現頻度…不整
→**期外収縮**

③PVC(心室期外収縮)の出現頻
度…2回以上連続→**連発性**

⇒**連発性心室期外収縮**だと判断

● 異常な信号とリエン
トリーが繰り返し起
こり、心室期外収縮
が連続します。

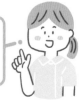

ナースとドクターの対応の流れ

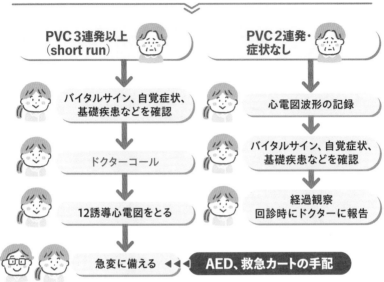

**PVC 3連発以上
（short run）**

→ バイタルサイン、自覚症状、基礎疾患などを確認

→ ドクターコール

→ 12誘導心電図をとる

→ 急変に備える

**PVC 2連発・
症状なし**

→ 心電図波形の記録

→ バイタルサイン、自覚症状、基礎疾患などを確認

→ 経過観察
回診時にドクターに報告

→ **AED、救急カートの手配**

PVCの連発回数が多いほど危険度が高まる。急変に注意しよう。

✅ すぐにすること

3連発以上のPVC

3連発以上のPVC（心室期外収縮）を**ショートラン（short run）**と呼ぶ。意識レベルやバイタルサインなどを確認し、すぐに**ドクターコール**を。12誘導心電図を測定。

2連発のPVC

バイタルサインや自覚症状などを確認する。

✅ ホルター心電図の活用

- モニター心電図、12誘導心電図からPVCが発見された場合、さらにホルター心電図で発生頻度や重症度を調べる。
- **ホルター心電図**：携帯型の心電計による心電図。心電図を長時間（通常24時間単位）記録して、診断に役立てる。

第2章 モニター心電図の読み方 連発性心室期外収縮

55

4回以上続いていたら

● 3回以上連続するPVC（＝ショートラン）は、心室頻拍（→P.42、P.45）や心室細動など、致死性不整脈へ移行する危険もある。

「連発性心室期外収縮」の原因

❯主な原因は、**心筋梗塞**、**狭心症**など。そのほかに、**心筋症**、**心筋炎**、**心臓弁膜症**、**重症心不全**などの心疾患も原因となる。

❯カテコラミンなどの投薬も、原因となる場合がある。

「連発性心室期外収縮」の治療法

❯**ラウン分類**（→P.62）ではグレード4aと4bにあたる。4a（2連発）は経過観察と回診時の報告のみでよいケースが一般的だが、4b（3連発以上）はすぐに**ドクターコール**が必要となる。

❯最近の研究では、PVCが認められる場合に、単に脈の正常化をねらって抗不整脈薬などの薬剤を投与することは、薬剤の副作用によりかえって患者にとってよくない結果をもたらすことが明らかになっている。短絡的にPVC自体を抑えようと考えるよりも、PVCを何らかのサインとみて、PVCを引き起こしている原因への対処法を検討することが望ましい。

❯心室細動に移行した場合は、電気ショックを行う。

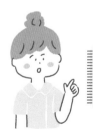

ナースのまとめメモ

◎**心電図の波形**：同じ形のPVCが連続して出現する。

◎**対処の仕方**：3連発以上のPVC（＝ショートラン）は、危険な不整脈への移行に備えながら処置をする。

ドクターコール

AED

緊急度 B R on T 型心室期外収縮 (R on T PVC)

アール オン ティー がた しんしつ き がいしゅうしゅく

R on T premature ventricular contraction
アール オン ティー プレマチュア ヴェントリキュラー コントラクション

正常な収縮後、異常に短い間隔で期外収縮が起こるため、T波の頂点に重なってPVCが出現。ラウン分類のグレード5。

波形 先行するT波に重なってPVCが出現

幅広のQRS波(PVC)が先行するT波の頂点に重なる

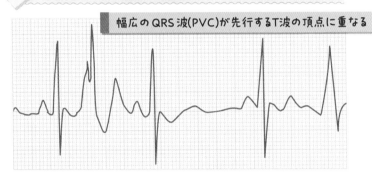

心臓の状態

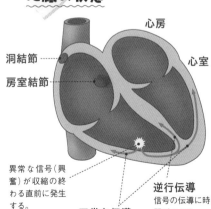

心房

心室

洞結節

房室結節

異常な信号(興奮)が収縮の終わる直前に発生する。

逆行伝導
信号の伝導に時間がかかる。

正常な伝導

見極めポイント

①QRS波の幅…広い→心室性

②QRS波の出現頻度…不整
→期外収縮

③PVC(心室期外収縮)の現れ方
…T波の前半〜頂点に重なって出現→R on T型⇒R on T型心室期外収縮だと判断

● クールダウン期から回復する前に心筋に刺激が加わると、心室が無秩序な興奮状態になります。

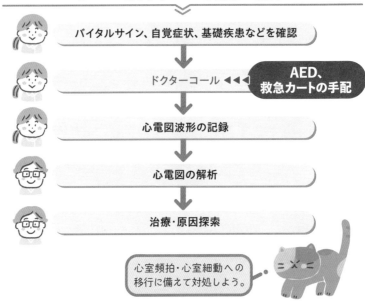

ナースとドクターの対応の流れ

バイタルサイン、自覚症状、基礎疾患などを確認

↓

ドクターコール ◀◀◀ **AED、救急カートの手配**

↓

心電図波形の記録

↓

心電図の解析

↓

治療・原因探索

心室頻拍・心室細動への移行に備えて対処しよう。

✅ すぐにすること

ドクターコール

ラウン分類（→P.62）では最も危険なグレード5にあたる。患者の状態は安定しているケースもあるが、ドクターを待つ間、急変に備えてAEDと救急カートを用意しておく。

✅ 波形の記録

- 12誘導心電図をとる場合は、継続的に計測する。
- 一見、単一の心室期外収縮（PVC）にみえる場合があるので注意が必要。

✅ 患者の状態をみる

- 心室頻拍や心室細動などの致死性不整脈に移行する可能性が高いので、バイタルサインの変化など、患者の状態を注意深く観察する。

「R on T型心室期外収縮」の原因

- 心室の収縮が終わる直前に、心室で異常な信号が発生する。興奮する部分としない部分が現れ、心筋が不安定な状態になる。
- 主な原因は、**心室期外収縮**（PVC）（→P.60）と同様。心疾患やカテコラミンなどの投薬により、心臓が興奮しやすい状態になっていることも原因となる。
- 心室が興奮から冷めるクールダウンの時期（不応期）を表すT波にR波が重なる状態は、非常に強い刺激が発生していること、または心筋が電気的にとても不安定な状態であることを示す。

「R on T型心室期外収縮」の治療法

- 心筋梗塞などの場合は特に、心筋が非常に興奮しやすい状態にあり、心室細動に移行しやすいので注意が必要。
- 心室細動に移行した場合は電気ショック、人工呼吸などの心肺蘇生処置が行われる。

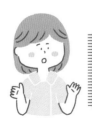

ナースのまとめメモ

◎ **心電図の波形**：T波に重なってPVCが出現する。

◎ QT時間が延長しているときは注意する。

◎ **対処の仕方**：すぐにドクターコールをし、心室頻拍や心室細動への移行に備えながら処置をする。

経過観察
症状や経過に合わせて対処

ドクターコール

心室期外収縮
しんしつきがいしゅうしゅく

[PVC]premature ventricular contraction
プレマチュア ヴェントリキュラー コントラクション

予期しないタイミングで心室が収縮する。出現が単発的で、基礎疾患や症状がなければ緊急度は低い。

波形 時々余計な心拍が不規則に出現する

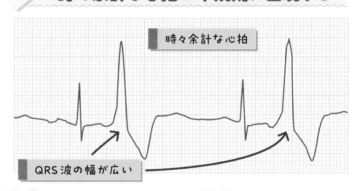

時々余計な心拍

QRS波の幅が広い

心臓の状態

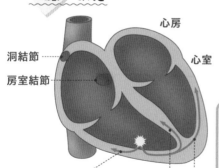

心房

心室

洞結節

房室結節

異常な興奮
心室で発生した異所性の興奮が、早期に心室全体に伝導される。

異常な逆行伝導
信号(興奮)の伝導に時間がかかる。

正常な伝導

見極めポイント

①QRS波の幅…広い→心室性
②QRS波の出現頻度…余計なところで1拍→期外収縮
⇒心室期外収縮だと判断

- 心室の一部に異常な信号が起こります。QRS幅は広く(0.12秒以上)、変形しています。
- 心室が心房より先に収縮するのでP波はありません。

ナースとドクターの対応の流れ

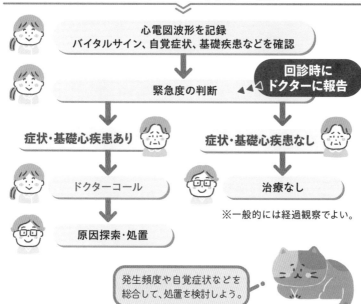

心電図波形を記録
バイタルサイン、自覚症状、基礎疾患などを確認

↓

緊急度の判断 ◄◄◁ 回診時にドクターに報告

症状・基礎心疾患あり → ドクターコール → 原因探索・処置

症状・基礎心疾患なし → 治療なし

※一般的には経過観察でよい。

発生頻度や自覚症状などを総合して、処置を検討しよう。

✅ すぐにすること

波形の記録
12誘導心電図を測定する場合は継続的に。

患者の状態を確認
バイタルサイン（特に脈拍がとぶ様子がないか）、基礎疾患、自覚症状を確認する。

✅ 緊急度の判断

● ラウン分類（→P.62）を指標に、心室期外収縮の重症度を判断する。ラウン分類は、基礎疾患や心拍数、連結期によっても判定が変わるので、総合的に観察して判断することが重要である。

✅ 患者の状態をみる

● 心電図や患者の症状から、単発性でなく重症度の高い期外収縮の可能性がみられる場合は、ドクターコールをする。ドクターによる原因究明と薬剤投与などを行う。

「心室期外収縮」の原因

- ❥ **虚血性心疾患、心筋症、心臓弁膜症、甲状腺機能亢進症**などの基礎疾患が原因となる。

- ❥ **ジギタリス、抗不整脈薬**などの薬剤のほか、過労やストレス・過度の喫煙などが原因の場合もある。

- ❥ 発生の仕組みは以下の3つ。①**異所性自動能亢進**：本来自動能をもつ刺激伝導系以外の心室筋の一部が、何らかの原因で興奮する。②**リエントリー**：心筋内を信号が旋回し特定の場所が興奮。連発すると**心室頻拍**（→P.42、P.45）となる。③**撃発活動**：外部からの刺激や活動電位の発生（異常自動能の一部）が誘因となり、自発的な信号が発生する。

「心室期外収縮」の治療法

- ❥ ラウン分類と基礎疾患・心拍数・連結期を総合して判断する。

ラウン分類による心室期外収縮の重要度

グレード	心室期外収縮の分類	処置
0	心室期外収縮がない	経過観察
1	単一の心室期外収縮が散発	
2	心室期外収縮が頻発 （毎分1個以上または1時間30個以上）	回診時にドクターに報告
3	多源性心室期外収縮(→P.51)	
4a	連発性心室期外収縮(→P.54)（2連発）	
4b	連発性心室期外収縮(→P.54)（3連発以上）	すぐにドクターコール
5	R on T型心室期外収縮(→P.57)	

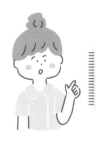

ナースのまとめメモ

◎**心電図の波形**：P波がなくQRS幅は広い。脈拍は不規則。

◎**対処の仕方**：単発なら健常者にも起こりうるもので、治療は必要ないが、基礎疾患や症状なども合わせて判断する。

コラム

「緊急度の低い波形」でどう動く?

心電図をみていると、ほんとにいろんなことがわかりますね。患者さんが目の前にいるみたい♪

ずいぶん慣れてきたわね。心電図をみてさっと動けるようになってきたし。

そうなんですよー。む? これは? と思う形でも、これは危ない波形じゃないなって思ったら余裕です。

あら。それはダメよ。緊急度の低そうな波形でも、洞調律でなければやっぱり異常な波形なんだから。

えっ? でも、この間も3人もアーチファクトだったんですよー。歯みがきとマッサージ器と……。

それは、ちゃんと患者さんの元に行ってアーチファクトだと確認したから安心できたのよ。おかしいな、と思ったら必ず患者さんを確認する。心電図が読めるようになったからこそ、思い込みでなく実際にみて判断することを忘れないで。

あっハイ……なるほど。メモメモ。

でも、1発だけの異常波形で大騒ぎ、なんてのも避けたいわね。単発の異常波形は健康な人にもあること。こういうときはあわてず、異常波形が連続するかどうかしっかり注視していくことが大切よ。

緊急度 **C**

ドクターコール

促進性心室固有調律
そくしんせいしんしつこゆうちょうりつ

[AIVR]accelerated idioventricular rhythm
アクセラレイテッド イディオヴェントリキュラー リズム

心拍数は100回／分以下で正常範囲内だが、P波がみられない。QRS波は比較的規則正しく出現するが、幅が広い。

波形 P波がなく、QRS波の幅が広い

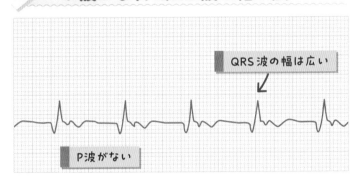

QRS波の幅は広い

P波がない

心臓の状態

洞結節

房室結節

心房

心室

心室の自動能が亢進し、心室から補充調律が発生。

見極めポイント

①QRS波の幅…広い→心室性
②QRS波の出現頻度…規則的
③心拍数…100回／分以下
⇒促進性心室固有調律だと判断

●心室性の波形を示すので、洞調律とはQRS波が異なります。

ナースとドクターの対応の流れ

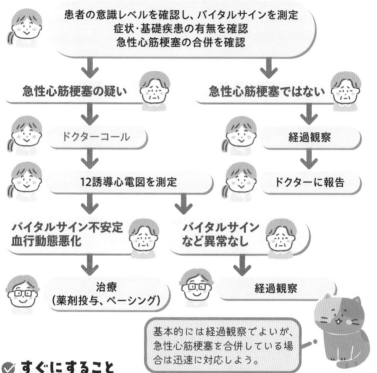

患者の意識レベルを確認し、バイタルサインを測定
症状・基礎疾患の有無を確認
急性心筋梗塞の合併を確認

急性心筋梗塞の疑い

ドクターコール

12誘導心電図を測定

**バイタルサイン不安定
血行動態悪化**

治療
（薬剤投与、ペーシング）

急性心筋梗塞ではない

経過観察

ドクターに報告

**バイタルサイン
など異常なし**

経過観察

基本的には経過観察でよいが、
急性心筋梗塞を合併している場
合は迅速に対応しよう。

✅ すぐにすること

ドクターコール

患者が急性心筋梗塞を合併しているかど
うかを確認し、該当する場合にはすみや
かにドクターに知らせる。

ドクターが来るまで

12誘導心電図を測定し、ドク
ターに報告する。

患者の状態をみる

- 患者の意識レベル、症状（血圧低下、動悸、呼吸困難、胸部不快感など）
  の有無、基礎疾患の有無をチェックする。
- 急性心筋梗塞を合併していない場合は対応の緊急性は低いが、ドクターに
  報告しておく必要はある。

65

- まれに心室頻拍（→P.42、45）へ移行するケースもあるため、注意深く観察する。
- 促進性心室固有調律は、何らかのことが心室に生じているサインなので、発生した原因を探ることが重要。
- 急性心筋梗塞を合併しているときも、多くは一過性であり、あわてずに対応する。

「促進性心室固有調律」の原因

- 急性心筋梗塞の急性期で、血栓溶解療法や再灌流療法（閉塞した冠動脈の血流を再開させる治療法）の治療中に生じやすい。そのほか、ジギタリス中毒や過量のカテコラミンの投与などの薬剤の影響、電解質異常によっても起こる。外科的手術後の急性期などにも発生することがある。
- はっきりした発生原因がつきとめられない場合もある。
- 通常は、心臓のペースメーカーである洞結節は60〜80回／分、房室結節は30〜40回／分、心室は20回／分前後で自発的に電気信号（興奮）を出す能力をもっている。健常な状態では、洞結節以外の部位から出現する信号は洞結節の信号に凌駕され、表面に出てこない。しかし、促進性心室固有調律は、心室の自動能が洞結節の信号より早くなったために生じる。つまり洞結節の機能は正常で房室ブロックもないが、補充調律が早く出すぎている状態といえる。

「促進性心室固有調律」の治療法

- 促進性心室固有調律の状態自体が問題になることはまれで、血行動態の悪化がみられない場合には、経過観察のみでよく、自然消失してしまうことも多い。
- 血行動態が悪化した場合には、薬物療法やペーシング、電気ショックなどの治療が検討される。

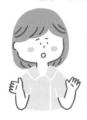

ナースのまとめメモ

◎心電図の波形：P波がなく、QRS波の幅は広い。

◎対処の仕方：促進性心室固有調律を発見したら、まずは急性心筋梗塞の合併の有無を確認すること。血行動態が悪化していなければ、緊急対応の必要性は低い。

‖‖‖‖‖‖‖‖‖‖‖‖‖‖‖‖‖‖‖‖‖‖‖‖‖‖‖‖‖‖‖‖

愛読者カード

先輩ナースが見極めのポイント教えます モニター心電図がよくわかる本

　ご購読ありがとうございます。読者の皆さまのご意見、ご要望等
を今後の企画・編集の参考にしたいと考えております。お手数です
が、下記の質問にお答えいただきますようお願いします。

1. 本書を何でお知りになりましたか？
　　a. 書店で　　　b. ネット書店で　　　c. 図書館で
　　d. 知人・友人から　　　e. インターネットで　　　f. SNSで
　　g. 新聞・雑誌広告で　　　h. その他（　　　　　　　　　　　　　）

うら面へ続きます

2．本書を購入された理由は何ですか？（複数回答可）
　a. 仕事に役立ちそうだから
　b. 勉強や国試対策のため　　　　　　　c. 人にすすめられたから
　d. 興味のあるテーマだから　　　　　　e. 表紙が気に入ったから
　f. その他（　　　　　　　　　　　　　　　　　　　　　　　）

3．本書の内容について
　①内容は　　　　　　　（a. 良い　　　b. ふつう　　c. つまらない）
　②ページ数は　　　　　（a. 多い　　　b. ちょうどよい　c. 少ない）
　③誌面の見やすさ　　　（a. 良い　　　b. ふつう　　c. 悪い）
　④表紙のデザイン　　　（a. 良い　　　b. ふつう　　c. 悪い）
　⑤価格　　　　　　　　（a. 安い　　　b. ふつう　　c. 高い）
　⑥本書の感想をお聞かせください。
　　　　※お客様のコメントを広告等でご紹介してもよろしいですか？
　　　　□はい　　　　　□いいえ

4．書籍は、どこで買うことが多いですか？（複数回答可）
　①書店　　（a. 勤務先周辺　　　b. 駅前　　　c. 自宅周辺）
　②ネット書店　　　　　③古本屋など　　　　　④電子書籍販売サイト
　⑤今後、ユーキャンで出版してほしい書籍のテーマがあれば、お聞かせください。

※下記、ご記入をお願いします。

ご職業	1．医師　　2．看護師　　3．その他医療職　　4．介護職 5．看護学生　　6．その他学生　　7．教員・学校スタッフ 8．その他（　　　　　　　　　　　　）
性　別	男・女　　年　齢　　　　　　歳

ご協力ありがとうございました。

緊急度 B

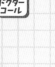
ドクター
コール

洞性頻脈
どうせいひんみゃく
サイナス タキィカルディア
sinus tachycardia

P波・T波・QRS波は同じ形で規則正しく現れる。QRS波の幅は狭く、QRS波の前にP波がみえ、T波と区別できる。

波形 QRS波の前にP波がはっきりみえる

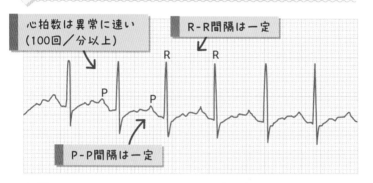

心拍数は異常に速い（100回／分以上）

R-R間隔は一定

R　R

P　　　P

P-P間隔は一定

第2章 モニター心電図の読み方 促進性心室固有調律／洞性頻脈

心臓の状態

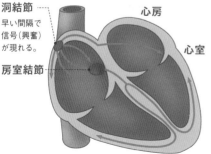

洞結節
早い間隔で信号（興奮）が現れる。

房室結節

心房

心室

見極めポイント

①QRS波の幅…正常
②QRS波の出現頻度…頻脈
③P波…QRS波の前にある
⇒洞性頻脈だと判断

● 心房が興奮する過程やP波の波形は正常の洞調律と変わりません。
● 急性心筋梗塞の合併症で起こることもあります。

ナースとドクターの対応の流れ

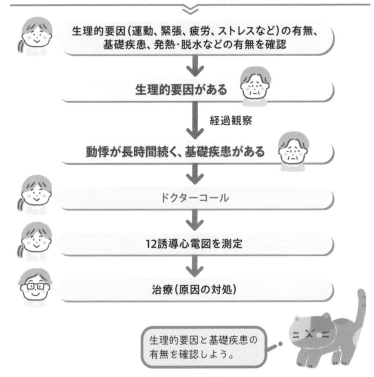

生理的要因（運動、緊張、疲労、ストレスなど）の有無、基礎疾患、発熱・脱水などの有無を確認

↓

生理的要因がある

経過観察

↓

動悸が長時間続く、基礎疾患がある

↓

ドクターコール

↓

12誘導心電図を測定

↓

治療（原因の対処）

生理的要因と基礎疾患の有無を確認しよう。

✅ すぐにすること

ドクターコール

あわてず、運動、緊張、疲労、ストレスといった生理的要因の有無をチェックしてからドクターに報告する。

ドクターが来るまで

ほかの頻脈性不整脈と鑑別するため、12誘導心電図を測定する。

✅ 患者の状態をみる

- 頻脈が持続しているかどうかを確認するとともに、血圧を測定し、動悸・息切れ、めまい、発熱、脱水、貧血の有無のチェックも行うこと。
- QRS波の幅が狭いので上室性（心房性）の頻脈とわかる。このとき、上室性頻脈＝上室頻拍・心房細動・心房粗動と勘違いをしてしまう恐れがあ

る。洞性頻脈と判断できるポイントは、P波がQRS波の前にはっきりみえ、T波と区別ができること。また、洞性頻脈の場合、通常心拍数が150回／分を超えることはない。

「洞性頻脈」の原因

- ❯ベッドに横になっている患者が通常、心拍数が100回／分を超えることはまずない。そのため、洞性頻脈がなぜ起こっているかという原因を探ることが重要。なお、洞性頻脈自体は病変ではない。
- ❯予想もしない洞性頻脈が起こることは、悪い兆候とみたほうがよい。**急性心筋梗塞、甲状腺機能亢進症、低酸素血症、肺塞栓症、肺炎**など基礎疾患の発症や、**アトロピン**や**カテコラミン系**などの薬剤の影響で洞性頻脈が起こるケースもある。
- ❯洞性頻脈の原因を探るためには、12誘導心電図、生化学検査、画像検査などの実施を検討する。

「洞性頻脈」の治療法

- ❯洞性頻脈そのものの治療法はなく、その背景にある**原因に対する治療**が必要となる。
- ❯強い動悸が持続している場合には、**β遮断薬**や**ジゴキシン**などを用いる薬物療法が検討されることもある。
- ❯洞性頻脈に対し、同期電気ショック（カルジオバージョン）（→P.44）の実施は不適。すでに洞調律がみられる洞性頻脈には効果がない。

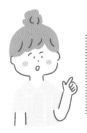

ナースのまとめメモ

◎**心電図の波形**：波形は正常だが、心拍数は100回／分を超える。P波がQRS波の前にはっきりみえ、T波との区別ができる。

◎**対処の仕方**：洞性頻脈が起こっている原因をまずつきとめ、そのうえで治療を検討する。

B

緊急度

要注意
頻脈性・発作性は悪化に注意

ドクター
コール

頻脈性心房細動

[AF]atrial fibrillation
アトリアル フィブリレーション

心房の数か所で不規則に信号が発生し、けいれんが f 波（細動波＝基線の細かい揺れ）として現れる。状態悪化に注意。

波形　f波と狭いQRS幅、不整なR-R間隔

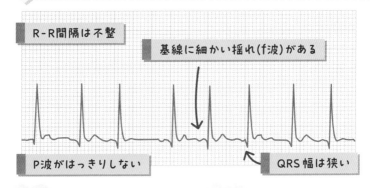

R-R間隔は不整

基線に細かい揺れ（f波）がある

P波がはっきりしない

QRS幅は狭い

心臓の状態

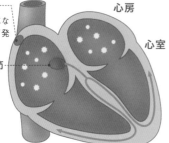

洞結節……
休止状態になり、刺激が発生しない。

心房

心室

房室結節……

無秩序な信号（興奮）

心房内で発生。心電図上では f 波。房室結節から心室に伝わる。

見極めポイント

①QRS波の幅…狭い→心房性

②P波…確認できないが f 波あり→細動

③心拍数…多い（100回／分以上）→頻脈

⇒頻脈性心房細動だと判断

● 緊急性は心拍数から判断します（適正値の目安は100回／分）。

ナースとドクターの対応の流れ

バイタルサインと患者の自覚症状をみる
ドクターコール

12誘導心電図をとる

治療法A

心拍数コントロール
投薬
・ジギタリス
・カルシウム拮抗薬
・β遮断薬　など

治療法B

洞調律に戻す
・プロカインアミド投与
・除細動

比較的よく見られる不整脈。
状態に合わせた治療を。

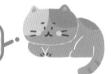

✅ すぐにすること

ドクターコール

バイタルサインと自覚症状を確認
し、ドクターに伝える。

ドクターが来るまで

12誘導心電図を測定。基礎疾患や服
薬状況も確認する。

✅ 患者の状態をみる

● 脈拍が100回／分を超える頻脈性の心房細動では、血圧低下、動悸、胸部
不快感などの症状が現れる。

● 心拍数から血行動態を把握し、緊急性を判断する。

● 突然心房細動が出現する発作性心房細動（paroxysmal atrial fibrillation
：PAF）の場合、症状が一過性で診療時には改善していることもあるが、
原因を究明し治療することが望ましい。

「頻脈性心房細動」の原因

❯心房内からの無秩序の信号が房室結節を通して心室に伝わり、不規則な頻拍となる。

❯**心臓弁膜症、高血圧性心疾患、虚血性心疾患、心筋症**などのほか、**甲状腺機能亢進症**なども原因になる。

❯高齢者では、慢性の心房細動としてみられることも多い。

❯**アルコールの過剰摂取**のほか、**ストレス、過労、貧血**などによる生理状態も要因になる。

❯心房が通常より極端に小さくなったり、大きくなったりしたときに起こりやすい。

「頻脈性心房細動」の治療法

❯心拍数を減らすレートコントロールで自覚症状の軽減を急ぐ場合は、**カルシウム拮抗薬、β遮断薬、ジギタリス**などを投与する。

❯洞調律を維持するリズムコントロールでは、**ピルシカイニド、プロカインアミド**投薬のほか**同期電気ショック（カルジオバージョン）**（→P.44）での除細動を行う。

❯心房細動が持続すると血栓ができて脳梗塞や脳卒中の原因となることがあるが、上記の投薬で心拍数を130回／分以下に抑えることで、その予防にもなる。

ナースのまとめメモ

◎**心電図の波形**：QRS波の幅が狭くR-R間隔不整。f波（細動波）が現れ、P波は確認できない。

◎**対処の仕方**：まずはバイタルサインと患者の自覚症状を確認。12誘導心電図を測定し、薬剤などの準備をする。

要注意
症状に合わせて処置を

緊急度 B

徐脈性心房細動（AFブラディ）

じょみゃくせいしんぼうさいどう

アトリアル フィブリレーション ブラディカルディア
atrial fibrillation bradycardia

心房の数か所で不規則に信号が発生し、f波（基線の細かい揺れ）が現れている。何らかの原因により徐脈の状態。

波形 f波と幅の狭いQRS波、R-R間隔は広い

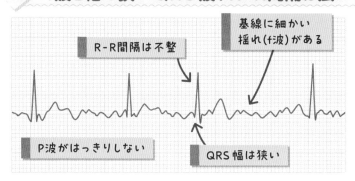

基線に細かい
揺れ（f波）がある

R-R間隔は不整

P波がはっきりしない

QRS幅は狭い

心臓の状態

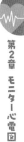

心房
無秩序な信号（興奮）が発生。
心電図上ではf波。

洞結節
休止状態で
信号が発生
しない。

房室結節
信号の一部を心室に
伝える。

心室
信号の伝わり方は正
常時と同じ。

見極めポイント

①QRS波の幅…狭い→**心房性**

②P波…確認できないがf波
あり→**細動**

③心拍数…少ない→**徐脈**

⇒**徐脈性心房細動**だと判断

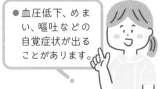

● 血圧低下、めまい、嘔吐などの自覚症状が出ることがあります。

ナースとドクターの対応の流れ

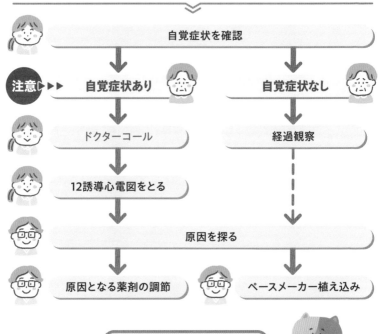

自覚症状を確認

注意 ▶▶ 自覚症状あり ／ 自覚症状なし

自覚症状あり → ドクターコール → 12誘導心電図をとる → 原因を探る → 原因となる薬剤の調節

自覚症状なし → 経過観察 ‐‐‐ → 原因を探る → ペースメーカー植え込み

症状と投薬状況などを確認して、
原因・処置を検討しよう。

✅ すぐにすること

ドクターコール

バイタルサインと自覚症状を確認
し、ドクターに伝える。

ドクターが来るまで

12誘導心電図を測定。基礎疾患や服
薬状況を確認する。

✅ 患者の状態をみる

- 血圧の低下や自覚症状がみられる場合、ペースメーカー植え込みの適応と
  なる。自覚症状がない場合は、十分に経過観察を行い投薬状況などを確認
  しながら、原因を探る。

「徐脈性心房細動」の原因

❂心房では数か所で信号が発生しているが、それを心室に伝達する房室結節の機能が何らかの原因で低下している状態。心房のけいれんがf波として出現している。

❂頻脈性心房細動と同様の仕組みで発生するが、原因は異なる。

❂心房細動で心拍数コントロールのための薬剤が投与され、効果が強すぎるときに徐脈となる場合がある。該当の薬剤は**ジギタリス、カルシウム拮抗薬、β遮断薬**など。

❂変性疾患などにより房室結節の伝導性が著しく障害を受けた場合や**加齢**なども原因となる。

「徐脈性心房細動」の治療法

❂まずは患者の状態や投薬状況を確認し、原因を究明する。

❂前述の心拍数を下げる薬が投与されていないかを確認する。該当する場合は、薬剤を調節する。

❂血圧低下などの自覚症状がみられる場合は、**ペースメーカー**の適応となる。

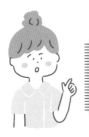

ナースのまとめメモ

◎**心電図の波形**：QRS幅が狭く、R-R間隔は不定で広い。f波が現れ、P波は確認できない。

◎**対処の仕方**：まずはバイタルサインと患者の自覚症状を確認。12誘導心電図を測定し、原因に合わせて対処。

緊急度 **B**

ドクター
コール

心房粗動

しんぼうそどう

[AFL] atrial flutter
アトリアル フラッター

基線上にのこぎりの歯のようなギザギザした規則的な粗動
波（F波）が現れる。QRS波は不規則で幅は狭い。

波形　ギザギザした規則的な粗動波

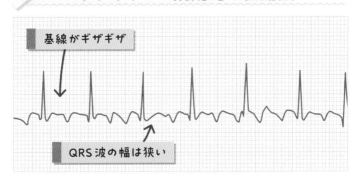

基線がギザギザ

QRS波の幅は狭い

心臓の状態

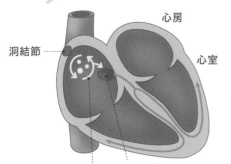

心房

洞結節

心室

リエントリー
心房の信号（興奮）が反時
計回りに旋回。

房室結節
心房の信号の一部が房室結節
を介して心室に伝わる。

見極めポイント

①QRS波の幅…狭い→**心房性**
②P波…確認できないがF波
あり→**粗動**
⇒**心房粗動**だと判断

● ギザギザのF波は、異常
に速い心房の興奮波。多
くの場合、約300回／分
の収縮です。
● F波の一部が心室に伝わ
り、心室の興奮（QRS波）
をもたらします。

ナースとドクターの対応の流れ

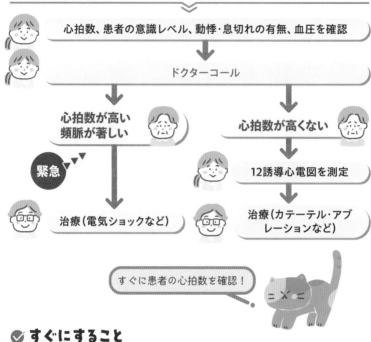

心拍数、患者の意識レベル、動悸・息切れの有無、血圧を確認

ドクターコール

心拍数が高い
頻脈が著しい

緊急 ▼▼▼

治療（電気ショックなど）

心拍数が高くない

12誘導心電図を測定

治療（カテーテル・アブレーションなど）

すぐに患者の心拍数を確認！

☑ すぐにすること

ドクターコール

患者の心拍数、意識レベル、症状をチェックしたうえですみやかにドクターに知らせる。

ドクターが来るまで

12誘導心電図をとり、治療に用いる薬剤を用意する。

☑ 患者の状態をみる

- 心房粗動を停止させるのは難しく、心拍数のコントロールが心房粗動治療の決め手となる。心拍数が高い場合には緊急な対処が必要で、心拍数が低い場合にはあわてず落ち着いて対処する。
- ワソラン、ジゴキシン、インデラルなどの薬剤を経口あるいは静注して対処する。心房粗動の停止が必要となった場合には、電気ショックを行う。
- モニター心電図で心房粗動が確定できないときには、12誘導心電図を測定する。

第2章 モニター心電図の読み方 心房粗動

「心房粗動」の原因

- 心房で発生した電気信号が正しい伝導系に伝わらず、心房内を一定のリズムで旋回し、そのうちの何回かは心室に伝わっている状態。
- 虚血性心疾患、心筋症、甲状腺機能亢進症、電解質異常など、何らかの基礎疾患をもつ人に起こりやすい。
- 心房細動の患者が抗不整脈薬を服用した場合、心房細動が心房粗動に移行するケースもある。

「心房粗動」の治療法

- カルシウム拮抗薬やβ遮断薬などの薬剤を使い、房室結節での伝導回数を抑制する。同期電気ショック（カルジオバージョン）（→P.44）を行うこともある。
- 動悸や息切れなどの症状が強かったり、再発を予防したりする場合は、カテーテル・アブレーション（→P.44）を検討する。

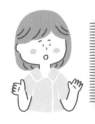

ナースのまとめメモ

◎**心電図の波形**：QRS 波の幅は狭く、のこぎりの歯のような波形。基線に F 波がみられ、P 波は確認できない。

◎**対処の仕方**：心拍数が高ければ緊急に対処。頻脈が著しく現れた場合は、失神や心不全の危険性が高まるため、迅速にカルジオバージョンを検討する。

緊急度 B

発作性上室頻拍
（ほっ さ せい じょう しつ ひん ぱく）

[PSVT]paroxysmal supraventricular tachycardia
（パロクシスマル スプラヴェントリキュラー タキカルディア）

ドクター
コール

突然、電気信号（興奮）が「房室結節より心房側」の部位から
出現し、持続して100〜250回／分の頻脈となる。

波形 QRS波が規則的に持続する頻脈

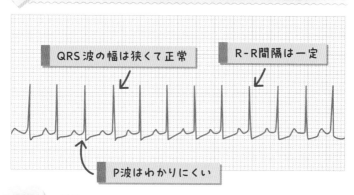

QRS波の幅は狭くて正常

R-R間隔は一定

P波はわかりにくい

心臓の状態

「房室回帰（リエントリー）
性頻拍」（AVRT）

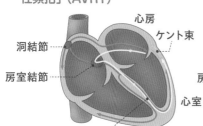

心房
ケント束
洞結節
房室結節
心室
リエントリー

ケント束や房室結節を介して電
気信号が旋回する。

「房室結節回帰（リエントリー）
性頻拍」（AVNRT）

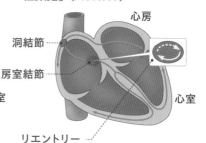

心房
洞結節
房室結節
心室
リエントリー

房室内に二重の電導路があり、房
室結節内を電気信号が旋回する。

見極めポイント

① QRS波の幅…狭い→**上室性**

② QRS波の出現頻度（P波がわかりにくい）…100〜250回/分→**頻拍**

⇒**発作性上室頻拍**だと判断

● P波ははっきりせず、QRS波は正常です。

● すぐに命にかかわるものではありませんが、血圧の変動に要注意です。

ナースとドクターの対応の流れ

患者の状態（意識レベル、患者の訴えの様子）をみる
血圧、バイタルサインを測定する
患者に横になってもらい、不安感をとり除く

ドクターコール

12誘導心電図を測定

患者の状態を経過観察（血圧低下や意識消失に注意）

薬物療法など

治療（カテーテル・アブレーション）

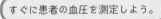
すぐに患者の血圧を測定しよう。

✔ すぐにすること

ドクターコール

基本的に、発作性上室頻拍の場合、すぐに命を落とす例は少ない。落ち着いてドクターに知らせる。

ドクターが来るまで

すみやかに患者の状態をチェックし、ドクターに報告できるようにしておく。

✅ 患者の状態をみる

- 患者を放置せず、すぐに様子を観察する。最も重要なのは血圧。血圧が保たれていれば、まず安心できる。
- 血圧のほか、心拍数、意識レベル、患者の訴えの様子も確認する。意識レベルがよければ血行動態が保たれていると判断できる。
- 患者に横になってもらい、発作性上室頻拍は命の危険がないこと、治療を行えばやがて停止することなどを説明し、患者の不安感をとり除くことを試みる。不安感が強くなると、心拍数が上がる可能性がある。

「発作性上室頻拍」の原因

- ❯ 心房・房室結節・洞結節でのリエントリーによって生じる。
- ❯ 発生機序により、房室回帰性頻拍と房室結節回帰性頻拍の2種類に大別される。
- ❯ WPW症候群（→P.107）、虚血性心疾患、高血圧性心疾患、心臓弁膜症、甲状腺機能亢進症などの疾患のある人に合併して起こりやすい。
- ❯ 特に基礎疾患がなくても、低酸素症、過度の心理的ストレス、過労、喫煙などが引き金で発症することもある。

「発作性上室頻拍」の治療法

- ❯ 薬物療法によって発作を抑える方法もあるが、発作が頻発する場合は根治をめざしてカテーテル・アブレーション（→P.44）を行うことも多い。
- ❯ 発作の頻度が少なく、心疾患のない患者の場合には、発作が起こったときの応急処置として、副交感神経を刺激する迷走神経刺激法が検討されることもある。「冷たい水に顔をつける」「息を止める」「冷たい水を飲む」などの方法がある。

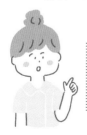

ナースのまとめメモ

◎ **心電図の波形**：P波はみえず、QRS波の頻脈が突然始まる。

◎ **対処の仕方**：患者の不安をとり除くことをめざし、血圧・心拍数・12誘導心電図を測定するほか、意識レベルや患者の訴えを観察し、ドクターに報告する。

緊急度 **C**

上室期外収縮

[SVPC] supraventricular premature contraction
（スプラヴェントリキュラー プリマチュア コントラクション）

QRS波の前に異常な心房の信号を示すP波（異所性P波）が出現。不応期に信号が起こるとQRS波は出現しない。

波形　異常なP波が出ている

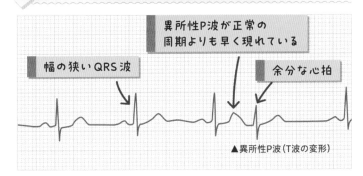

異所性P波が正常の周期よりも早く現れている

幅の狭いQRS波

余分な心拍

▲異所性P波（T波の変形）

心臓の状態

上室
心房や房室結節で信号（興奮）が早期に出現する。

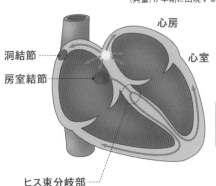

心房

心室

洞結節

房室結節

ヒス束分岐部

見極めポイント

①QRS波の幅…狭い→上室性
②P波の出現頻度…余計なところで異所性P波が出現→期外収縮
⇒上室期外収縮だと判断

● 期外収縮とは、予想される時期以外に発生した収縮のことです。

ナースとドクターの対応の流れ

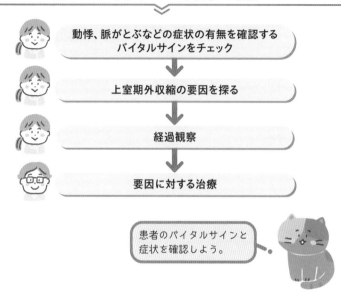

動悸、脈がとぶなどの症状の有無を確認する
バイタルサインをチェック

↓

上室期外収縮の要因を探る

↓

経過観察

↓

要因に対する治療

患者のバイタルサインと
症状を確認しよう。

✅ すぐにすること

● 緊急性は低いため、モニター心電図で異常な波形をみつけても、すぐにドクターを呼ぶ必要はない。

● 上室期外収縮を引き起こす要因を検討したうえで、ドクターに報告する。

✅ 患者の状態をみる

● 動悸や脈がとぶ、発熱、脱水といった症状がないかどうかを観察する。

● 患者に基礎疾患がある場合には、その治療を継続する。

● ストレス、飲酒、喫煙など、上室期外収縮を引き起こす要因をとり除く。

● 上室期外収縮は、健常者にもみられることはあるが、多発する場合は心房細動や上室頻拍を引き起こすきっかけになることもあるので、注意が必要。

「上室期外収縮」の原因

◉上室期外収縮は、「心房期外収縮」と「房室接合部期外収縮」を合わせた名称である。また、心房からの電気信号が房室結節で消滅し、P波は出るがQRS波が出現しないものを**ブロックされた上室期外収縮**という。不応期（→P.59）に興奮が起こった場合も、QRS波は出現しない。

◉異常な心拍は、数拍に1拍ずつ規則的に出ることが多い。洞調律1拍に期外収縮が1拍ずつ出現しているのを「2段脈」、2拍につき1拍出現するのを「3段脈」という。2連発や3連発で出現することも多い。

◉上室期外収縮の原因としては、**高血圧や肺気腫、虚血性心疾患、甲状腺機能亢進症**などの疾患が考えられる。

◉**カテコラミン**などの薬剤の影響、**加齢、ストレス、飲酒、喫煙、カフェインの摂取**などが要因となることも。

「上室期外収縮」の治療法

◉通常は緊急性が低い。上室期外収縮を起こしている**要因をつきとめ、それを除去する**ことが重要。ただし、多発する場合には、心房細動や上室頻拍の引き金になることもあるため、綿密な経過観察が必要である。

◉薬剤の影響が考えられる場合には、ドクターから投与について指示を仰ぐ。

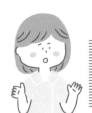

ナースのまとめメモ

◎**心電図の波形**：予測される周期より早く異所性P波が出現。QRS波の幅は狭い。

◎**対処の仕方**：上室期外収縮を引き起こしている要因を探り、その要因を除去する対策を検討する。

緊急度 **B**

洞機能不全症候群

<ruby>洞<rt>どう</rt>機<rt>き</rt>能<rt>のう</rt>不<rt>ふ</rt>全<rt>ぜん</rt>症<rt>しょう</rt>候<rt>こう</rt>群<rt>ぐん</rt></ruby>

[SSS]sick sinus syndrome
（シック サイナス シンドローム）

> P波の出現が規則的だが遅かったり、あるいはP波が突然現れなくなり、補充調律が出現したりする病態の総称。

波形

P波が遅いか停止している

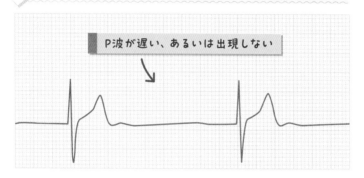

P波が遅い、あるいは出現しない

心臓の状態

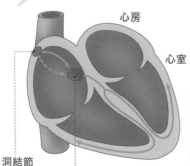

心房

心室

洞結節
洞結節やその周辺での電気信号（興奮）が障害される。

房室結節

見極めポイント

①P波…出現が遅い、あるいは出現しない

②QRS波…遅い

⇒**洞機能不全症群**だと判断

● 洞機能不全症候群は「Ⅰ型（原因不明の洞性徐脈）」「Ⅱ型（洞停止・洞房ブロック）」「Ⅲ型（Ⅰ型とⅡ型に加え発作性上室頻拍・心房細動を合併する徐脈頻脈症候群）」に分類されます。

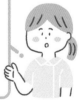

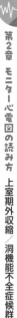

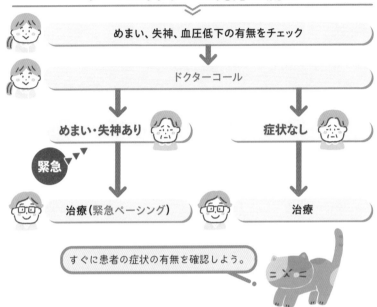

ナースとドクターの対応の流れ

めまい、失神、血圧低下の有無をチェック

ドクターコール

めまい・失神あり　　　　　　症状なし

緊急

治療（緊急ペーシング）　　　　治療

すぐに患者の症状の有無を確認しよう。

☑ すぐにすること

ドクターコール	ドクターが来るまで
落ち着いてゆっくりと対処。ただし、失神を起こしている場合には緊急の対応が必要。	患者がめまいや失神を起こしているかどうかを確認し、血圧もチェック。

☑ 患者の状態をみる

● 徐脈により、患者が何らかの症状を感じているのか、それとも何も感じていないのかを見極めることが大切。患者がめまいや倦怠感、息切れなどを自覚しているかどうかを確認する。

● 洞機能不全症候群により生命の危険が及ぶケースは少ないが、洞停止の時間が長ければ、失神を起こす危険もある。患者が頭を強打するなどの事故防止の措置が必要である。

● Ⅲ型（徐脈頻脈症候群）が疑われた場合には、頻脈の症状と徐脈の症状の両方を確認すること。

「洞機能不全症候群」の原因

- 洞結節からの電気信号が衰えたり、洞結節と心房の間の信号伝導が障害されたり、信号発生が停止したりする状態。
- 加齢や心疾患（虚血性、心筋炎など）により洞結節の機能が障害を受けたり、洞結節とその周辺の信号伝導路が障害されたりして発症する。また、極度のストレスや不安感によって洞結節の機能が衰えるケースもある。
- 心拍数は一般に加齢に伴い変化し、減少することもある。その変化は個人差が大きく、睡眠や運動などによっても大きく影響を受ける。脈が遅いことで起こるめまいや失神などの症状の多くは、脳血流の低下が主原因だが、心拍数が異常に低下すると、心不全を引き起こす危険もある。

「洞機能不全症候群」の治療法

- 症状のある洞機能不全症候群の場合は、基本的に恒久性ペースメーカーを待機的に植え込むことが治療となる。ただし、徐脈がみられるからと安易にペースメーカーを植え込むのは適切ではない。徐脈によって引き起こされる症状が重要で、心電図の所見だけで植え込みが決定されるわけではない。
- 緊急ペーシングのひとつの方法として経皮的ペーシングがある。これは、除細動器の機能のひとつで、パッドを用いて簡便にペーシングが行えるようになっている。体外式ペースメーカーを設置するまでの間に用いる。

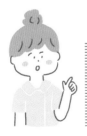

ナースのまとめメモ

◎ **心電図の波形**：P波が遅い、あるいは出現していない。

◎ **対処の仕方**：めまいや倦怠感、息切れの有無を確認する。特に失神による転倒事故に注意。
Ⅲ型（徐脈頻脈症候群）が疑われた場合には、頻脈の症状と徐脈の症状の両方を確認する。

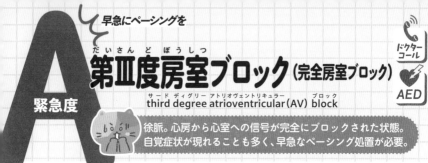

早急にペーシングを

第Ⅲ度房室ブロック（完全房室ブロック）

だいさんどぼうしつ

サード ディグリー アトリオヴェントリキュラー ブロック
third degree atrioventricular (AV) block

緊急度 **A**

ドクター
コール

AED

徐脈。心房から心室への信号が完全にブロックされた状態。
自覚症状が現れることも多く、早急なペーシング処置が必要。

波形 P波とQRS波が対応していない

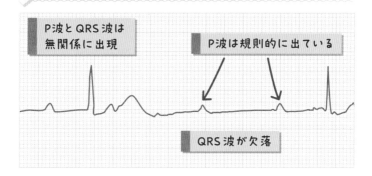

P波とQRS波は
無関係に出現

P波は規則的に出ている

QRS波が欠落

心臓の状態

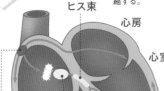

心室と心房は
ばらばらに収
縮する。

ヒス束

心房

心室

洞結節
信号（興奮）が発生して
いるが、房室結節に伝
わらない。

房室結節以下
洞結節からの信号が伝導
されず、自動能により信号
が発生する。

見極めポイント

①P波…遅くない

②QRS波…遅い

③P波とQRS波…対応してい
ない

⇒**第Ⅲ度房室ブロック**だと判断

● 心房と心室が別々に
動くので、P波と
QRS波は一定間隔
で出現しますが相互
関係はありません。

ナースとドクターの対応の流れ

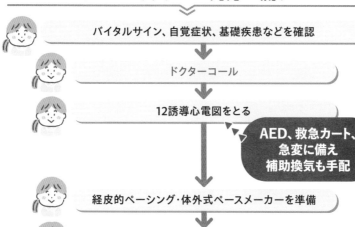

バイタルサイン、自覚症状、基礎疾患などを確認

↓

ドクターコール

↓

12誘導心電図をとる

AED、救急カート、急変に備え補助換気も手配

↓

経皮的ペーシング・体外式ペースメーカーを準備

↓

薬剤投与・ペーシング

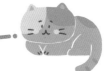

脈拍が極端に遅くなり危険な状態。至急ペーシングを！

✅ すぐにすること

症状確認	ドクターコール	ペーシングの準備
アダムス・ストークス症候群（失神やめまい）など、ショック状態が現れることが多い。	ドクターを待つ間、12誘導心電図をとり、AED、救急カート、ペースメーカーなどを用意。	体外式ペースメーカー挿入までは、経皮的ペーシングが行われる。経皮的ペーシングをすぐに行えないときはアトロピン投与が検討される。

✅ CCUでの管理

- CCU（cardiac care unit）とは冠動脈疾患の救命を目的とする集中治療室で、心室頻拍や第Ⅲ度房室ブロックなどの重い不整脈も受け入れ対象になる。受け入れを依頼をするかどうか、最初の段階でドクターに確認するとよい。

「第Ⅲ度房室ブロック」の原因

- ❯ 心房（洞結節）から出た信号が完全にブロックされ、心室に伝わらない。心室と心房がばらばらに動いている状態。
- ❯ 虚血性心疾患・特に左冠動脈を含むACS（急性冠症候群）（→P.129）のほか、心筋症、心筋炎などの基礎疾患が原因となる。
- ❯ 二次性心筋症（アミロイドーシス、サルコイドーシス）も原因となる。アミロイドーシスは、アミロイド（不溶性の糖たんぱく）が血管周囲に沈着してさまざまな障害を引き起こす疾患の総称。サルコイドーシスは、原因不明の全身性肉芽腫性疾患。肉芽腫性病変に伴い圧迫や瘢痕（慢性障害）が、炎症性病変に伴い血管障害（急性障害）がみられる。

「第Ⅲ度房室ブロック」の治療法

- ❯ 失神やけいれんなどのアダムス・ストークス症候群の発現などののち、心停止に至る危険性があるため、緊急にペーシング処置をとる。ペースメーカーの植え込みも検討する。
- ❯ 突然死につながる危険もあり、迅速な対応が必要である。
- ❯ 徐脈に対しては、アトロピンなどの薬剤投与を行う。心拍数が50回／分以下の場合は要注意。
- ❯ 心室細動では適応になる電気ショックは、第Ⅲ度房室ブロックでは無効である。

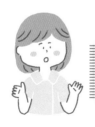

ナースのまとめメモ

◎ **心電図の波形**：P波とQRS波それぞれは一定のリズムを刻むが、相互関係なし。QRS波の欠落がある。

◎ **対処の仕方**：緊急にペーシング処置をとる。心停止に注意。

ペースメーカーはすぐ入れられる？

洞機能不全症候群や房室ブロックのような徐脈の治療に、ペースメーカー（→P.118）が使われるということですけど、ペースメーカーってすぐ使うことができるんですか？

うーん、恒久性ペースメーカーを植え込むには手術が必要だから、どうしてもある程度の時間はかかるわね。

ですよね。じゃあ、ペースメーカーを植え込むまでの間にペーシングが必要なときは？

そのときは、体外式ペースメーカーを使うのよ。ペースメーカー本体は体の外にあって、電極だけを静脈から心臓に入れるの。
あくまでも一時的な措置なので、長期間の使用には不向き。長くても、2〜3日といったところかしら。
緊急ペーシングとしてはほかに、経皮的ペーシングがあるわ。こちらは皮膚に電極パッドを装着して電気信号を送るので、症状に対してすぐに使用できるのが利点ね。体外式ペースメーカーが準備できるまでのつなぎに使うことが多いわよ。

なるほどです！
そういえば、除細動器にその機能がありました。

第Ⅱ度房室ブロック モービッツⅡ型
だいにどぼうしつ
second degree AV block [Mobitz type Ⅱ]
セカンド ディグリー エーブイ ブロック モービッツ タイプ ツー

徐脈。心房から心室への伝導が不規則に中断される。アダム
ス・ストークス症候群の出現に注意。

波形 PQ間隔は一定だが、突然QRS波が欠落する

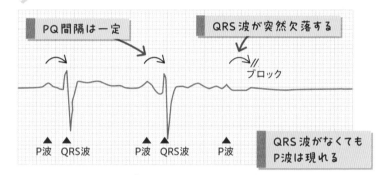

PQ間隔は一定

QRS波が突然欠落する

ブロック

▲ ▲　　　▲ ▲　　　▲
P波 QRS波　P波 QRS波　P波

QRS波がなくても
P波は現れる

心臓の状態

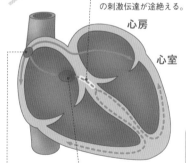

ヒス束
主にヒス束以下に障害
が起こり、洞結節から
の刺激伝達が途絶える。

心房

心室

洞結節
洞結節は正常に
信号（興奮）を発
する。

房室結節

見極めポイント

①P波…遅くない
②QRS波…突然欠落する
③P波とQRS波…対応が
突然くずれ、予想できない
⇒**第Ⅱ度房室ブロック モー
ビッツⅡ型**だと判断

●心電図上では、P波と
QRS波の対応がいくつ
か続いたあと、突然
QRS波が欠落する現象
が繰り返されます。

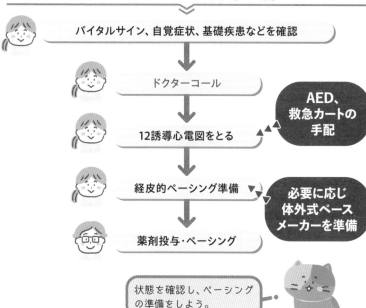

ナースとドクターの対応の流れ

バイタルサイン、自覚症状、基礎疾患などを確認

↓

ドクターコール

↓

12誘導心電図をとる ◀ **AED、救急カートの手配**

↓

経皮的ペーシング準備 ▼ **必要に応じ体外式ペースメーカーを準備**

↓

薬剤投与・ペーシング

状態を確認し、ペーシングの準備をしよう。

✅ すぐにすること

症状確認

バイタルサインを測定し、自覚症状、基礎疾患、投薬状況などについて確認する。

ドクターコール

同時に12誘導心電図も記録しておく。

✅ 患者の状態をみる

- ●失神やめまいといったアダムス・ストークス症候群が現れると、高度房室ブロックに移行する危険があるので、ペースメーカーの植え込みが検討される。
- ●容体急変に備えてAEDや救急カートを用意する。
- ●徐脈がある場合、経過を観察しながら、必要に応じて体外式ペースメーカーの挿入を準備する。アトロピンなどの薬剤投与も検討される。

「第Ⅱ度房室ブロック　モービッツⅡ型」の原因

❂房室結節周辺の伝導障害により、心房から心室に伝わる信号が突然遮断され、ヒス束以下に伝わらなくなる。

❂虚血性心疾患、心筋症、心筋炎などの基礎疾患が原因となる。ウェンケバッハ型（→P.95）と異なり、薬剤が原因となることはまれである。

❂誘因としては、右冠動脈を含むACS（急性冠症候群）の場合が最も多い。

❂障害部位はヒス束以下であることが多い。

「第Ⅱ度房室ブロック　モービッツⅡ型」の治療法

❂脳への血流が減少してアダムス・ストークス症候群などみられる場合、さらに重度に移行する危険性が高いので、急変に備えながら、早急に投薬やペーシングを行う。

　脚ブロック（→P.110）を併発している場合は、緊急度が特に高くなる。

❂投薬・ペーシングを行ったあとも、慎重に経過を観察する必要がある。

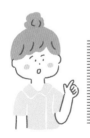

ナースのまとめメモ

◎**心電図の波形**：しばらくP波とQRS波は対応するが、突然QRS波だけが欠落する。

◎**対処の仕方**：必要に応じて投薬とペーシングをしながら、ほかの重症不整脈などに移行しないよう、注意深く経過を観察する。

経過観察
症状に合わせて処置を

第Ⅱ度房室ブロック ウェンケバッハ型（モービッツⅠ型）

だいに ど ぼうしつ

セカンド ディグリー エービイ ブロック ウェンケバッハ タイプ
second degree AV block [Wenckebach type]

徐脈。心房から心室への伝導が時々中断される。危険度は高くないが、経過観察を続け、状態の変化に注意する。

波形 徐々にPQ間隔が延び、時々QRS波が欠落する

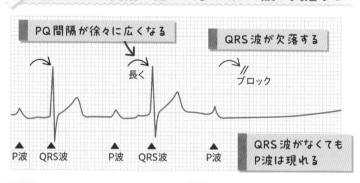

PQ間隔が徐々に広くなる

長く

QRS波が欠落する

ブロック

▲P波 QRS波 ▲P波 QRS波 ▲P波

QRS波がなくても
P波は現れる

心臓の状態

心房

心室

洞結節

房室結節
洞結節からの信号
（興奮）の伝導が遅延
し、時々遮断される。

ヒス束

見極めポイント

①P波…遅くない
②QRS波…徐々に遅くなり、時々欠落
③P波とQRS波…1対1で対応するが、PQが長くなり、ときにQRS波が脱落
⇒第Ⅱ度房室ブロック ウェンケバッハ型だと判断

● 心電図上では、PQ間隔が徐々に延び、突然QRS波が欠落する現象が繰り返されます。

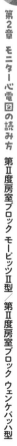

ナースとドクターの対応の流れ

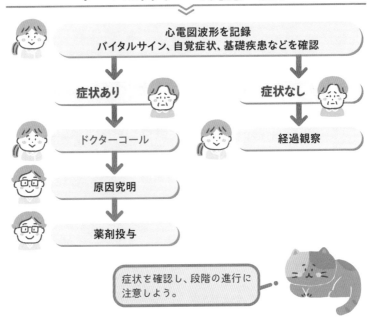

心電図波形を記録
バイタルサイン、自覚症状、基礎疾患などを確認

症状あり　　　　　　　　　　**症状なし**

ドクターコール　　　　　　　　　経過観察

原因究明

薬剤投与

症状を確認し、段階の進行に
注意しよう。

✅ すぐにすること

● ほかの徐脈性不整脈の可能性がないかを確認する。

✅ 患者の状態をみる

● 患者の状態は安定していることも多い。バイタルサインを測定し、自覚症状（めまい、胸苦しさなど）の有無、基礎疾患などについて確認する。
● 心拍数は正常か徐脈となる。

✅ 合併症などがあるとき

● 急性心筋梗塞がある場合、房室ブロックの段階が進む可能性があるので経過観察が必要。
● 基本的に緊急度は高くないが、器質的疾患がある場合は第Ⅲ度房室ブロック（→P.88）への移行に注意し、患者に自覚症状の報告を促す。

「第Ⅱ度房室ブロック ウェンケバッハ型」の原因

- 心房（洞結節）から出た信号が心室に伝わりづらくなり、そのうちに時々遮断が起こる。
- **虚血性心疾患、心筋症、心筋炎**などの基礎疾患が原因となる。
- 高齢者の場合、刺激伝導系の筋肉の退行性変化や線維化などが原因となることもある。
- **房室結節伝導遮断薬**（カルシウム拮抗薬、β遮断薬、ジギタリスなど）の副作用としても現れることがある。
- 障害部位は房室結節であることが多い。

「第Ⅱ度房室ブロック ウェンケバッハ型」の治療法

- 第Ⅱ度房室ブロック ウェンケバッハ型は、症状もほとんどなく、基本的に治療の必要はない。経過を観察し、原因となる基礎疾患や薬剤への対処を検討する。
- 急性心筋梗塞などを伴う場合や、QRS波の欠落する間隔が短くなる場合は、モービッツⅡ型（→P.92）への移行に注意しながら、経過観察を続ける。

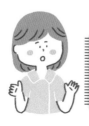

ナースのまとめメモ

◎ **心電図の波形**：PQ間隔が徐々に広くなり、QRS波がときに欠落する。

◎ **対処の仕方**：基礎疾患や投薬状況から原因を探索、症状に合わせて経過を観察する。

経過観察
症状に合わせて処置を

第I度房室ブロック
ファースト ディグリー エービィ ブロック
first degree AV block

心房から心室に信号（興奮）が伝わるのに時間を要する。患者の状態は安定していても、経過観察と原因探索を。

ドクターコール

波形 規則的波形の徐脈でP波とQRS波は1対1対応

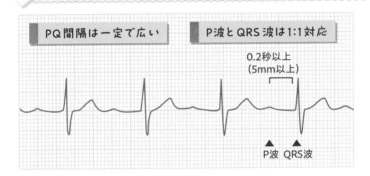

| PQ間隔は一定で広い | P波とQRS波は1:1対応 |

0.2秒以上
（5mm以上）

▲P波 ▲QRS波

心臓の状態

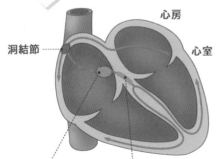

心房

心室

洞結節

房室結節
障害が起こる部位は主に房室結節内であることが多い。

ヒス束
洞結節〜ヒス束間で信号が伝わりにくくなる。

見極めポイント

①P波…遅くない
②QRS波…遅くない
③P波とQRS波…間隔一定（0.2秒以上）で1対1対応
⇒第I度房室ブロックだと判断

●心房〜ヒス束での伝導が遅くなっていますが、遮断されてはいません。

98

ナースとドクターの対応の流れ

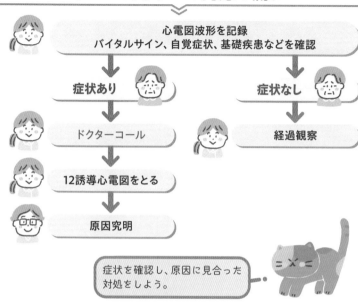

心電図波形を記録
バイタルサイン、自覚症状、基礎疾患などを確認

症状あり → ドクターコール → 12誘導心電図をとる → 原因究明

症状なし → 経過観察

症状を確認し、原因に見合った対処をしよう。

✅ すぐにすること

| 心電図の波形記録 |
ほかの不整脈の可能性がないか確認する。重症の不整脈の場合には緊急の対応が必要。

| ドクターが来るまで |
患者がめまいや失神を起こしているかどうかを確認し、血圧もチェック。

✅ 患者の状態をみる

- 患者の状態は安定していることも多い。バイタルサインを測定し、自覚症状（めまい、胸苦しさなど）の有無、基礎疾患などについて確認する。
- 心拍数は正常か徐脈となる。

✅ 経過観察

- 急性心筋梗塞がある場合、房室ブロックの段階が進む可能性があるので、注意深く経過を観察する。

「第I度房室ブロック」の原因

- 洞結節から出た信号を心室に伝える際に、房室接合部（房室結節～ヒス束）で伝わりにくくなっている状態。
- 虚血性心疾患、心筋症、心筋炎などの基礎疾患が原因となる。
- 高齢者の場合、刺激伝導系の筋肉の退行などの変化や線維化などが原因となることもある。
- 房室結節伝導遮断薬（カルシウム拮抗薬、β遮断薬、ジギタリスなど）の副作用としても現れることがある。
- 障害部位は、QRS幅が狭い場合は房室結節であることが多く、QRS幅が広い場合はヒス束以下であることが多い。

「第I度房室ブロック」の治療法

- 慢性的な第I度房室ブロックは緊急度が低く、基本的に治療の必要はない。経過を観察し、原因となる基礎疾患や薬剤への対処を検討する。
- 急性心筋梗塞などを伴う場合や、QRS波の間隔が広い場合は、第II度房室ブロック（→P.92、P.95）や第III度房室ブロック（→P.88）への移行に注意。PQ間隔がさらに広がったり、QRS波が欠落したりしていないかを観察する。

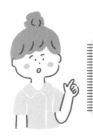

ナースのまとめメモ

◎**心電図の波形**：規則的な波形の徐脈。P波とQRS波は1対1対応になる。

◎**対処の仕方**：基礎疾患や投薬状況から原因を探索、症状に合わせて経過を観察する。

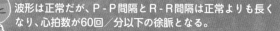

洞性徐脈（サイナスブラディ）

どうせいじょみゃく

サイナス ブラディカルディア
sinus bradycardia

波形は正常だが、P-P間隔とR-R間隔は正常よりも長くなり、心拍数が60回／分以下の徐脈となる。

波形

P-P間隔、R-R間隔とも長くなる

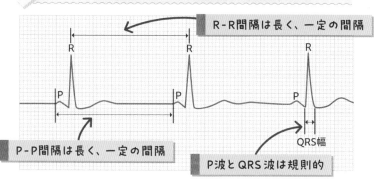

R-R間隔は長く、一定の間隔

R　R　R

P　P　P

QRS幅

P-P間隔は長く、一定の間隔

P波とQRS波は規則的

心臓の状態

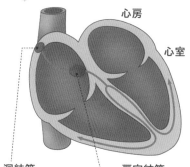

心房

心室

洞結節
洞結節からの電気信号（興奮）が遅い間隔で現れる。

房室結節

見極めポイント

① QRS波の幅…正常
② QRS波の出現頻度…徐脈
⇒洞性徐脈だと判断

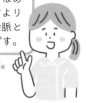

● P-P間隔、R-R間隔とも規則的ではあるものの、正常よりも長くなり、徐脈となるのが特徴です。

ナースとドクターの対応の流れ

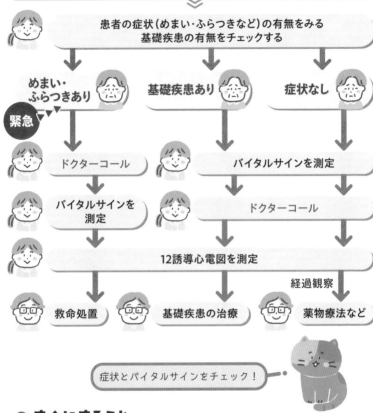

患者の症状（めまい・ふらつきなど）の有無をみる
基礎疾患の有無をチェックする

| めまい・ふらつきあり | 基礎疾患あり | 症状なし |

緊急

| ドクターコール | バイタルサインを測定 |

| バイタルサインを測定 | ドクターコール |

12誘導心電図を測定

経過観察

| 救命処置 | 基礎疾患の治療 | 薬物療法など |

症状とバイタルサインをチェック！

✅ すぐにすること

ドクターコール

緊急を要することはまれなので、症状と基礎疾患の有無を確認してからドクターに知らせる。

ドクターが来るまで

バイタルサインを測定し、ドクターに報告する。

✅ 患者の状態をみる

● 患者の意識レベルは正常か、めまいやふらつきなどの症状がないかどうかを確認し、異常がみられたら至急、ドクターに報告する。

● 患者は高齢か、判断の低下がないかどうか確認する。

- 基礎疾患の有無を確認する。
- 服用中の薬剤を調べる。
- 房室ブロックなど、ほかの徐脈性不整脈との鑑別をするため、12誘導心電図を測定する。
- 治療を要する場合には、薬剤を用意する。

「洞性徐脈」の原因

- 洞結節の機能が低下し、心拍数が60回／分以下の徐脈となるもの。原発性の不整脈ではなく、ほかの病態の兆候で発現することが多い。
- **急性心筋梗塞、甲状腺機能低下症、洞機能不全症候群**（→P.85）、**低体温、アシドーシス**などの基礎疾患がある場合、洞性徐脈が起こることもある。
- 洞性徐脈を引き起こしやすい薬剤には、**β遮断薬、非ジヒドロピリジン系カルシウム拮抗薬、ジギタリス**などがある。
- 高齢者やスポーツ選手、睡眠時などに起こることがある。これは、迷走神経が優位になっているためで、生理的な現象といえる。
- 極度の痛みや緊張があると、急激に徐脈となることもある。

「洞性徐脈」の治療法

- めまいやふらつきを伴う徐脈が現れたら、迅速にドクターに報告し、救命処置を行う。
- 基礎疾患がある場合には、その治療を行う。
- 徐脈が続く場合には、**薬物療法や一時的ペーシング**を検討する。
- 重度の洞性徐脈の場合、心停止に進む恐れがあるため、**ペースメーカー**の植え込みが検討されることもある。

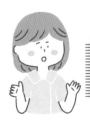

ナースのまとめメモ

◎**心電図の波形**：P‐P間隔とR‐R間隔が長い。

◎**対処の仕方**：洞性徐脈を引き起こす原因を探る。重大なリスクがない場合には、緊急治療を要するケースは少ない。

緊急度 **C**

房室接合部補充調律

atrioventricular junctional rhythm

洞結節からの電気信号がない、または正常に伝わらず、P波とは独立した規則的なQRS波が現れる。R-R間隔は一定。

波形 P波とは独立してQRS波が規則的に現れる

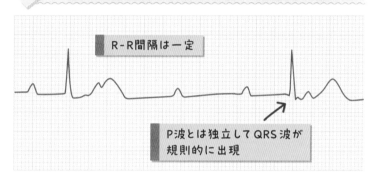

R-R間隔は一定

P波とは独立してQRS波が規則的に出現

心臓の状態

心房

心室

洞結節

房室結節

房室接合部
電気信号（興奮）を自発的に発生させる。

ヒス束

見極めポイント

①QRS波の幅…正常
②QRS波の出現頻度…徐脈
③P波…ない（あるいはQRS波の後ろにある）
⇒**房室接合部補充調律**だと判断

●房室接合部とは、房室結節とヒス束を合わせた部位です。洞結節より房室接合部からの信号の発生頻度は少ないため、徐脈となります。

ナースとドクターの対応の流れ

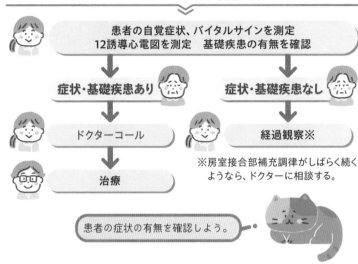

患者の自覚症状、バイタルサインを測定
12誘導心電図を測定　基礎疾患の有無を確認

症状・基礎疾患あり

症状・基礎疾患なし

ドクターコール

経過観察※

治療

※房室接合部補充調律がしばらく続く
ようなら、ドクターに相談する。

患者の症状の有無を確認しよう。

✅ すぐにすること

ドクターコール

患者の症状と基礎疾患の有無を確認した
うえで、異常がみられた場合にはドクター
に知らせる。

ドクターが来るまで

バイタルサインと12誘導心電
図を測定し、ドクターに報告
する。

✅ 患者の状態をみる

- 患者の自覚症状（動悸、めまい、発熱、血圧低下など）の有無をチェック
  する。
- 高血圧、心筋炎、虚血性心疾患などの基礎疾患がないかどうか確認する。
  基礎疾患がない場合、患者の状態は安定していることが多い。
- 経過観察を続け、房室接合部補充調律が継続しているかどうかに留意し、
  継続がみられたらドクターに報告する。

「房室接合部補充調律」の原因

- ❯ 心房からの電気信号が何らかの理由で心室に伝わらないときに、心室が独自に信号を出し、独自に収縮することによって起きる。
- ❯ 洞結節のかわりに房室接合部がペースメーカーの役割を担って調律を刻み（補充調律）、電気信号を発生させている。
- ❯ 原因となる基礎疾患として、**高血圧**や**心筋炎**、**虚血性心疾患**などがある。
- ❯ 生理的な原因としては、**加齢**のほか、**スポーツ**などにより迷走神経が優位に働くことが挙げられる。
- ❯ 投薬中の薬剤の影響も一因となる。自律神経のバランスが乱れ、洞結節からの電気信号の伝導が抑制されて徐脈となり、房室接合部からの信号が発生する。
- ❯ 急性心筋梗塞によって第Ⅲ度房室ブロック（→P.88）を起こしている場合に現れることもある。

「房室接合部補充調律」の治療法

- ❯ 基礎疾患や生理的原因、症状がみられず、徐脈が一過性の場合には経過観察とし、緊急の治療は必要としないケースが多い。また、慢性的に徐脈の患者の場合も、緊急の対応は必要にならないことが多い。
- ❯ **急性心筋梗塞や心不全**など、明らかな基礎疾患をもっている患者の場合には、房室接合部補充調律が起きている原因を探ったうえで治療が必要となる。

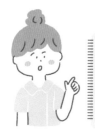

ナースのまとめメモ

◎ **心電図の波形**：洞結節のかわりに房室接合部から電気信号が出されることで、規則的な QRS 波が現れる。QRS 波の幅は狭い（正常）。

◎ **対処の仕方**：一過性の徐脈で、基礎疾患や症状がない場合には緊急性は低いが、急性心筋梗塞の患者などは要注意。

緊急性はないが、動悸や頻拍発作に注意

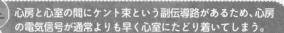

WPW症候群
ウォルフ パーキンソン ホワイト シンドローム
Wolff-Parkinson-White syndrome

心房と心室の間にケント束という副伝導路があるため、心房の電気信号が通常よりも早く心室にたどり着いてしまう。

波形 ケント束のある人に現れ、デルタ波を伴う

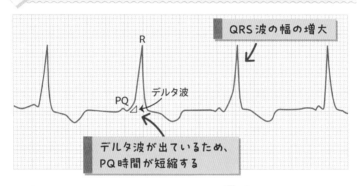

QRS波の幅の増大

R

デルタ波

PQ

デルタ波が出ているため、PQ時間が短縮する

心臓の状態

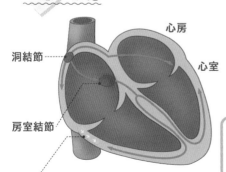

心房
心室
洞結節
房室結節
ケント束

房室結節を通る伝導路とケント束を通る伝導路により心室が興奮する。

見極めポイント

①QRS波の幅…広い
②PQ時間…短い
③R波…立ち上がりがゆるやか
⇒WPW症候群だと判断

● PQ時間は異常に短くなります（0.12秒以内）。
● R波の立ち上がりはゆるやかです（デルタ波がみられる）。

ナースとドクターの対応の流れ

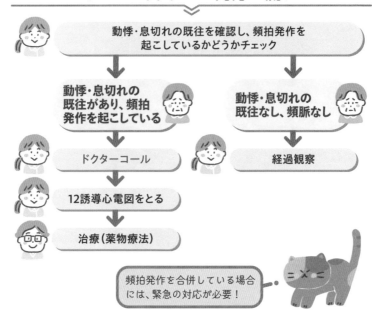

動悸・息切れの既往を確認し、頻拍発作を
起こしているかどうかチェック

動悸・息切れの
既往があり、頻拍
発作を起こしている

動悸・息切れの
既往なし、頻脈なし

ドクターコール

経過観察

12誘導心電図をとる

治療（薬物療法）

頻拍発作を合併している場合
には、緊急の対応が必要！

✅ すぐにすること

ドクターコール

動悸・息切れの既往がなく、頻拍
発作を起こしていなければ、経過
観察とするが、不整脈発生に注意。

ドクターが来るまで

12誘導心電図を測定してケント束
（心房と心室をつなぐ副伝導路）の有
無を確認し、ドクターに報告する。

✅ 患者の状態をみる

- 患者の状態は安定しているケースが多いが、頻拍発作の有無を確認することが重要。
- 頻拍発作を起こしているときは、動悸、息切れ、呼吸困難が生じているかどうかを確認する。
- 頻拍発作を合併している場合、カルシウム拮抗薬、ジギタリス、アデノシンなどの薬剤の投与は禁忌。これらの薬剤は、ケント束があるWPW症候群の場合、正常の伝導路を抑制する作用がある。

「WPW症候群」の原因

❯ WPW症候群の多くは、生まれつきもっている先天性の心電図異常。

❯ 健常者の場合、心房と心室は、房室結節→ヒス束→右脚・左脚と1つの刺激伝導系でつながっている。そのため、P波がQRS波まで伝わるのには一定の時間がかかる。しかし、WPW症候群の場合、副伝導路のケント束があるため、電気信号（興奮）が伝わる速度が異常に速くなる。

❯ 電気信号はじわっと伝わるため、R波の立ち上がりはゆるやかになり、デルタ波が現れる。

❯ 虚血性心疾患のほか、**甲状腺機能亢進症**や**リウマチ性疾患**などをもつ人に起こる場合もある。

「WPW症候群」の治療法

❯ WPW症候群をもつ人の10〜20%に上室頻拍や心房細動といった持続する不整脈が起こることもある。動悸・息切れの既往がある場合は、不整脈の発生に留意すること。

❯ 頻拍時には、頻拍（上室頻拍・心房細動）に応じた治療を行う。

❯ **カテーテル・アブレーション**（→P.44）で根治可能。

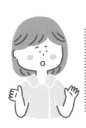

ナースのまとめメモ

◎ **心電図の波形**：QRS波の幅が広く、PQ時間は短縮し、デルタ波が出現する。

◎ **対処の仕方**：12誘導心電図を測定し、ケント束の有無を調べる。動悸・息切れの既往、頻拍発作の合併がみられる場合には、薬物療法を検討する。

脚（きゃく）ブロック

[BBB] bundle branch block

モニター心電図では異常がわかりにくい（QRS波の幅は広い）ため、12誘導心電図をとる。

波形 QRS波の幅が広く、変形している

12誘導心電図

第Ⅱ誘導 | 幅の広いQRS波の前にP波がある

V₆誘導 | QRS波の分裂がみられる

左脚ブロック

第Ⅱ誘導 | 幅の広いQRS波の前にP波がある

V₁誘導 | QRS波の分裂がみられる

右脚ブロック

心臓の状態

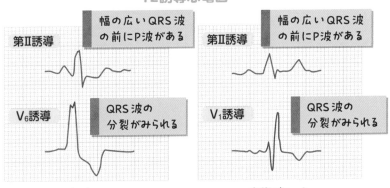

左脚
房室結節を通る信号（興奮）が左脚でブロックされ、右脚に伝わった信号が右心室から左心室に遅れて伝わる。

心房

心室

房室結節　左脚

右脚
房室結節を通る信号が右脚でブロックされ、左脚に伝わった信号が左心室から右心室に遅れて伝わる。

心房

心室

房室結節　右脚

見極めポイント

①第Ⅱ誘導…QRS波が幅広
②V₁誘導またはV₆誘導…QRSの分裂

⇒脚ブロックだと判断(V₆誘導のとき左脚、V₁誘導のとき右脚)

- 心臓の電気信号は、端から端に伝わるのではなく、右脚と左脚という伝導路を通って伝わります。
- 第Ⅱ誘導のQRS幅は3mmを超えます。

ナースとドクターの対応の流れ

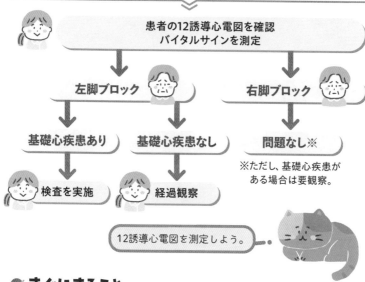

患者の12誘導心電図を確認
バイタルサインを測定

左脚ブロック / 右脚ブロック

基礎心疾患あり / 基礎心疾患なし / 問題なし※

検査を実施 / 経過観察

※ただし、基礎心疾患がある場合は要観察。

12誘導心電図を測定しよう。

✅ すぐにすること

- 患者が心筋梗塞を合併している場合は、緊急にドクターに知らせる。
- 12誘導心電図とバイタルサインを測定する。

✅ 患者の状態をみる

- 患者が基礎疾患をもっていない場合は、特に注意する必要はない。不整脈や心不全の発生に注意をはらう。

- モニター心電図では心拍数は異常がないので、脚ブロックの診断はできない（ただし、QRS波の幅は広がってみえる）。12誘導心電図で測定すれば、右脚か左脚か、脚ブロックが生じている部位がわかる。
- 12誘導心電図では、第Ⅱ誘導、V_1誘導、V_6誘導を主にチェックする。
- 心臓超音波検査の所見も確認すること。

「脚ブロック」の原因

❯ 電気信号が心室に伝わるとき、右脚と左脚に分かれる伝導路のどちらかが障害されて生じる伝導の異常。

❯ 右脚ブロックは、健常者でもみられる。心室が収縮するのに多少時間がかかるが、機能には問題はない。右脚は、左脚に比べて線維が細く、ブロックが起きやすい。

❯ 左脚ブロックの多くは、基礎心疾患があると起こりやすいため、**虚血性心疾患、心筋症、心筋炎、心房中隔欠損症**などの有無を超音波検査で調べること。

「脚ブロック」の治療法

❯ 脚ブロックのみで基礎心疾患のない場合、治療は必要なく、経過観察となる。

❯ 急性心筋梗塞を合併している左脚ブロックの場合には、完全房室ブロックへ移行するケースもあるため、基礎疾患の治療を始めることが重要。

❯ 心不全の患者に左脚ブロックが起こると心不全が悪化する恐れがあるため、**両室ペーシング**が検討されることもある。

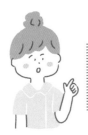

ナースのまとめメモ

◎脚ブロックとは、電気信号が伝わる右脚か左脚がダメになってしまった状態。

◎12誘導心電図では、幅の広いQRS波の前をみて、P波があるかどうかをしっかり確認する。

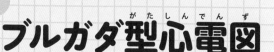

緊急度 C

失神の既往歴がある場合は迅速に対応

ドクターコール

ブルガダ型心電図

ブルガダタイプ イーシージー
Brugada type ECG

モニター心電図では異常がみつけにくいため、12誘導心電図をとる。右脚ブロックの波形に近い。

波形 QRS波の幅は狭く、STは上昇

12誘導心電図コーブド型

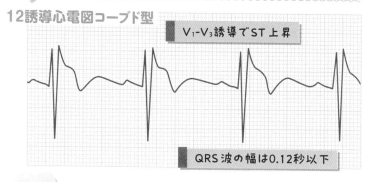

V₁-V₃誘導でST上昇

QRS波の幅は0.12秒以下

ブルガダ型心電図とは

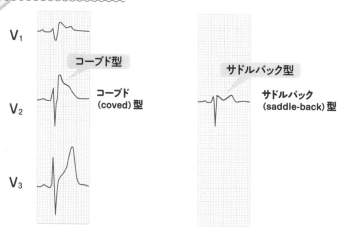

V₁

コーブド型

V₂　コーブド (coved) 型

V₃

サドルバック型

サドルバック (saddle-back) 型

第2章 モニター心電図の読み方　脚ブロック／ブルガダ型心電図

113

見極めポイント

①波形…右脚ブロックに似ている
②V₁-V₃誘導のQRS波の幅…狭い
③V₁-V₃誘導のST部分…上昇
⇒ブルガダ型心電図だと判断

- ブルガダ型心電図だけでは病気とはいえません。
- 12誘導心電図は第3肋間で記録するとST上昇の形を判別しやすいです。

ナースとドクターの対応の流れ

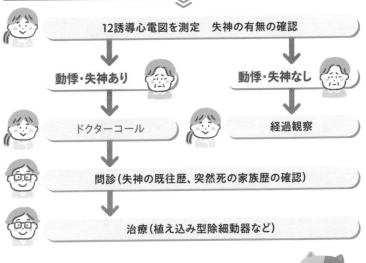

12誘導心電図を測定　失神の有無の確認

動悸・失神あり → ドクターコール → 問診（失神の既往歴、突然死の家族歴の確認）→ 治療（植え込み型除細動器など）

動悸・失神なし → 経過観察

12誘導心電図を測定しよう。

✔ すぐにすること

ドクターコール

患者が動悸や失神を起こしているかどうかを確認し、該当する場合は、ドクターに知らせる。

✅ 患者の状態をみる

- ブルガダ型心電図はモニター心電図ではみつけにくいため、12誘導心電図で測定し、判別する。
- ブルガダ型心電図の多くは、無症状である。
- **ブルガダ症候群**とは、ブルガダ型心電図がみられ、失神の既往や突然死の家族歴をもつ患者のことをいう。
- ブルガダ型心電図＝ブルガダ症候群ではない。心電図波形が出ただけでは通常症状はない。ブルガダ症候群になると、リスクが高くなる。

「ブルガダ型心電図」の原因

- ブルガダ型心電図は、**遺伝子の異常**が発生の一因として指摘されている。それに加え、失神の既往や、蘇生処置により救命された既往、突然死の家族歴がある場合にブルガダ症候群と診断される。ブルガダ型心電図の問診では、これらの既往歴や家族歴を確認すること。
- ブルガダ症候群は東南アジアの男性に多く、睡眠中や大量飲酒後の発症が目立ち、突然死の一因となる。

「ブルガダ型心電図」の治療法

- 動悸や失神などの症状がなければ、経過を観察する。
- 心臓突然死の家族歴や失神の既往が濃厚で、心室細動への移行が疑われる場合には、**植え込み型除細動器（ICD）**（→P.41）の植え込みが検討される。ICD植え込み後の予後は良好である。
- 心室細動を誘発する増悪因子として、副交感神経刺激、徐脈、虚血、運動、食事の摂取、薬剤（チャネル遮断薬、β遮断薬など）の影響などがある。

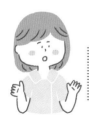

ナースのまとめメモ

◎**心電図の波形**：モニター心電図だけでは診断できない。右脚ブロックに似た波形が出現、ST上昇がみられる。

◎**対処の仕方**：失神の既往に留意する。

心電図はいつから読めるようになる？

心電図が役に立つことはわかっていても、本格的に取り組み始めたばかりの時期は、難しい、みてもなかなか判断できない、などと悩むことが少なくありません。日常的に心電図を必要としない病院や科から、専門の病院や科についた場合など、苦手意識をずっともってしまう人もいるようです。

ベテランの先輩たちも、配属された当初はわからないことだらけだったという人が多くいます。たとえば、「サイナス（→P.23）がサイナスにみえないけど、これは正常？」と迷ったりすることも。やはり、心電図を詳しくみるようになり、多くの患者と接していくうちに心電図を読みとることの重要性に気づくと、心電図を学ぶモチベーションが上がるようです。

知識が早く身につくよう、実際の心電図をコピーして持ち歩き、すぐにとり出して見返せるようにしたり、患者の状態や症状を結びつけて覚えたり、といった工夫をする人もいます。正常にしろ異常にしろ、教科書通りの波形が出るとは限らないので、実際の心電図をより多くみることは大切です。

もし、何から覚えたらよいか迷ったら、まずは緊急な対応が必要な不整脈としてVT、VFと失神を伴う徐脈を覚えましょう。これらの心電図波形及び状態の患者を発見したときは、反射的にドクターコールをすることが求められるためです。

このほか、臨床現場で目にすることが多い不整脈（→P.25）も、早めに覚えるとよいでしょう。

なお、以下のようなケースもドクターへの報告が必要です。
- 心電図の波形が1つの波形から別の波形に変わった
- 心拍数が極端に速いか極端に遅い、またはそれらが持続する
- バイタルサインに変化があった
- 患者の意識レベルに変化がある
- 患者に症状がある

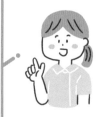

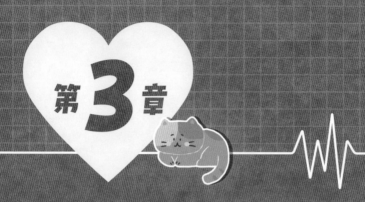

第3章

ペースメーカー・虚血性心疾患の心電図

ペースメーカーの心電図

ペースメーカーとは

　ペースメーカーとは、洞機能不全症候群（→P.85）や房室ブロック（→P.88〜100）といった徐脈の治療に用いられる機械で、心房や心室、あるいはその両方にリード電極を挿入し、その電極から電気刺激を与え、心臓を興奮させるものです。ペースメーカーが正常に作動しているかどうかは、モニター心電図をみることによって判定できます。

ペースメーカー

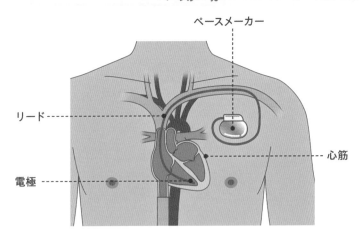

ペースメーカー

リード

心筋

電極

ペースメーカーの設定・モード

　ペースメーカーには、**センシング**（sensing）と**ペーシング**（pacing）の2つの機能があります。
　センシングは、心臓から出ている電気信号を感知すること。ペーシングは、心臓からの電気信号を受けて信号を出し、心臓を刺激することです。
　使用にあたっては、**最低の心拍数**を設定します。これは、患者の心拍数が

設定した心拍数以下になったら、ペースメーカーが作動して電気刺激が与えられるということを意味します。したがって、ペースメーカーを装着している患者では、原則として心拍数がこの最低拍数を下回ることはありません。

　ペースメーカーの刺激の与え方（機能モード）は通常、次のアルファベット3文字で表されます。

機能モードとその読み方

ＡＡＩ型

1文字目	2文字目	3文字目
ペーシング部位（刺激部位）	センシング部位（感知部位）	ペースメーカーの機能（応答機能）
A：心房 V：心室 D：両方 （心房と心室）	A：心房 V：心室 D：両方 （心房と心室）	I：抑制型 T：同期型 D：両方 （抑制と同期）

● 1番目の文字：刺激する部分（ペーシング部位）
　A＝心房　　**V**＝心室　　**D**＝心房、心室の両方
● 2番目の文字：心臓に流れる電気信号を感知する部分（センシング部位）
　A＝心房　　**V**＝心室　　**D**＝心房、心室の両方
● 3番目の文字：刺激様式。患者の心臓リズムと競合しない（ぶつかりあわない）ための機能（応答機能）
　I＝患者の心臓に流れる電気信号を感知したら刺激しない（抑制）
　T＝患者の心臓に流れる電気信号を感知したうえで刺激する（同期）
　D＝ＩとＤの両方の機能をもっている（抑制と同期）

　上記ＡＡＩ型は、①ペーシング部位→心房、②センシング部位→心房、③応答機能→抑制とわかります。

119

ペースメーカーの心電図波形

　ペースメーカーのモニター心電図では、ペースメーカーが正常に動作している場合、まず電気的刺激を表す幅の狭い矩形波（１mm未満。**ペーシングスパイク**といいます）がみえ、そのあとに刺激された心臓の興奮（心房ならP波、心室ならQRS波）が続きます。ペースメーカーにはさまざまなモードがありますが、まずは基本の３モードの心電図を覚えておきましょう。AAI型、VVI型、DDD型の３モードが大半を占めます。

AAI型（心房ペーシング）の心電図

　ペーシング部位、センシング部位とも心房の設定で、心房で電気信号を感知すれば、心房を刺激しない、抑制型のモードです。**心房だけに１本リードが挿入**されます。正常なAAI型の心電図は以下のようになります。

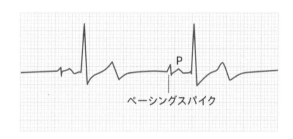

　AAI型の心電図は、心室にはリードがないため、ペーシングスパイクとP波の関係に着目します。
　心房で電気信号を感知し、正常のP波が生じていれば刺激しません。P波が設定された最低拍数を下回ったとき、心房を刺激してP波を起こします。
　よって、正常なAAI型の波形は、ペーシングスパイクのあとP波から始まる正常の波形が続く形になります。

VVI型（心室ペーシング）の心電図

　AAI型の心房が心室に変わっただけです。ペーシング部位、センシング部位とも心室の設定で、心室で電気信号を感知すれば、心室を刺激しない、抑

制型のモードです。**心室だけに1本リードが挿入**されます。正常なVVI型の心電図は以下になります。

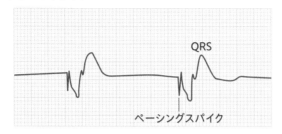

心房にはリードがないので、QRS波だけに着目します。

心室で電気信号を感知し、正常のQRS波が生じていれば刺激しません。QRS波が最低拍数を下回ると、心室を刺激してQRS波だけを起こします。

よって、正常なVVI型の波形は、ペーシングスパイクのあと幅広のQRS波が続く形になります。

DDD型（心房心室ペーシング）の心電図

ペーシング部位、センシング部位が心房と心室の両方の設定で、**心房と心室の両方にリードが挿入**されます。正常なDDD型の心電図は以下のようになります。

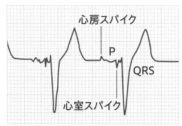

P波が出現するかどうかを感知しながら、P波が最低拍数以下になれば心房を刺激します。そのあとQRS波の出現もチェックし、一定の時間出現しなければ心室も刺激します。P波が最低拍数以上ありながら、QRS波が一定の時間出現しないときも、心室を刺激します。よって、正常なDDD型の波形は、心房スパイクのあとにP波が生じ、心室スパイクのあとに幅の広いQRS波が続く形になります。

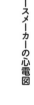

異常なペースメーカー心電図

　ペースメーカーが正常に作動していないとき、ペーシング（刺激）不全とセンシング（感知）不全の2つのケースが考えられます。

ペーシング（刺激）不全

　ペーシング不全とは、ペースメーカーが心房や心室を電気刺激しているのに、刺激された心筋に対応するP波やQRS波がみられないことをいいます。
　原因としては、ペースメーカーの刺激の出力が弱いことや、リードのトラブルなどが考えられます。

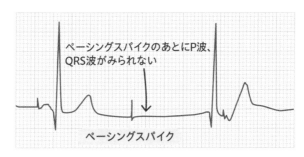

ペーシングスパイクのあとにP波、QRS波がみられない

ペーシングスパイク

コラム

ペースメーカーを装着した患者への留意点は?

　ペースメーカー装着患者に対しては、血行動態を予測するといった通常の留意点のほかに、ペースメーカー自体が正常に作動しているかどうかをチェックすることが必要なケースがあります。
　この場合、不良な動作の有無をチェックするとよいです。ペーシング不全（不良）かセンシング不全（不良）かはモニター心電図で判定できます。まずは、上記に加えて最低限の心拍数が維持されているかを確認するとよいでしょう。理解できない心電図があったとしても、あとでじっくり考えれば十分間に合うことが多いので、あわてずに対応することが大切です。

センシング（感知）不全

　ペースメーカーは、患者の心臓が正常に動いているときはペーシングしません。言い換えれば、徐脈にならない限り、ペーシングする必要はありません。心臓の興奮を常に感知（センシング）しながら、必要なときだけペーシングするように設定されています。

　このセンシング機能に不全があることを、センシング不全といいます。

　センシング不全になると、たとえば、余計なところでペーシングスパイクが出たり（アンダーセンシング）、必要なときにペーシングスパイクが出なかったり（オーバーセンシング）します。

　アンダーセンシングでは、ペースメーカーの感度が鈍く、心臓の興奮（P波、QRS波）を感知できず、必要のないペーシングが行われます。

　オーバーセンシングでは、ペースメーカーの感度が鋭く、P波やQRS波以外の余計なもの（筋電図やノイズなど）を感知してしまうために、本来刺激が必要なタイミングでペーシングがなされない状態になります。

アンダーセンシングの例

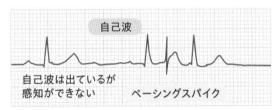

自己波

自己波は出ているが
感知ができない　　　ペーシングスパイク

オーバーセンシングの例

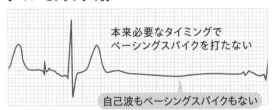

本来必要なタイミングで
ペーシングスパイクを打たない

自己波もペーシングスパイクもない

ペーシング不全、センシング不全の
モニター心電図把握のコツと対応

ペースメーカー装着患者に対して適切な対応をとるためには、以下のような点に留意する必要があります。

設定を確認する

ペースメーカー装着患者を担当するときは、ドクターにその設定を確認しましょう。その際、電極リードが挿入されている部位と最低拍数を把握します。

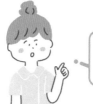

ペースメーカーを装着している患者は、原則として心拍数が最低拍数を下回ることはないのね。

ペーシングスパイクに続くP波、QRS波に注目

挿入された場所に対応して、ペーシングスパイクのあとにP波やQRS波が生じているかを確認しましょう。ペーシングスパイクのあとにこれらの波が出ていなければ、ペーシング不全と考えられます。

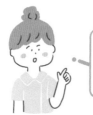

AAI型は心室にリードなし。P波に着目。
VVI型は心房にリードなし。QRS波に着目。
DDD型はそれぞれのスパイクのあとに波形が出ているか確認！

ペーシングスパイクが正しく出ているかどうかを確認しましょう。最低心拍数以下にもかかわらずペーシングスパイクがなければ**オーバーセンシング**の、最低心拍数は保てているのにペーシングスパイクがあれば**アンダーセンシング**の可能性があります。

最近は、多様な機能が備わったペースメーカーも多く、生じる波形も一様ではありません。異常だと思われるペースメーカーのモニター心電図に出会ったら、記録してドクターの確認をとるようにしましょう。

ナースとドクターの対応の流れ

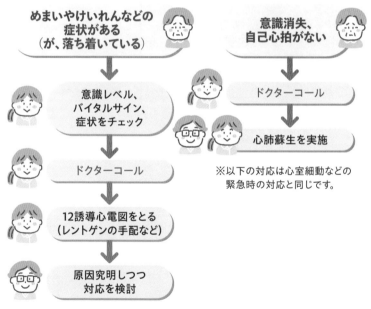

めまいやけいれんなどの
症状がある
（が、落ち着いている）

意識レベル、
バイタルサイン、
症状をチェック

ドクターコール

12誘導心電図をとる
（レントゲンの手配など）

原因究明しつつ
対応を検討

※胸部X線でリード線の外れや断線がないかなどを確認。ペースメーカー本体の機能や感度のチェックなど。

意識消失、
自己心拍がない

ドクターコール

心肺蘇生を実施

※以下の対応は心室細動などの
緊急時の対応と同じです。

虚血性心疾患の心電図

虚血性心疾患とは

　虚血性心疾患とは、冠動脈が動脈硬化などにより細くなったり、詰まったりして、心筋に酸素が行き届かず虚血状態になり、この結果起こる心疾患をいいます（→P.12）。

　虚血性心疾患には、**狭心症**と**心筋梗塞**の2種類があります。狭心症とは、一般に、冠動脈が狭くなり、**心筋が酸素不足に陥って胸痛を生じるもの**をいいます。

　心筋梗塞とは、冠動脈の血管が動脈硬化などにより狭くなって血流が滞り、血液が固まり、それによって生じた血栓が血管をふさいで血流を途絶えさせるため、その先にある心筋細胞が壊死した状態をいいます。

　モニター心電図は、虚血性心疾患の把握には向いていません。そこで、胸痛のような症状があるとき、またそのような症状があることが疑われるときは、**12誘導心電図**をとり、患者がどのような状態にあるのかを詳しくチェックします。

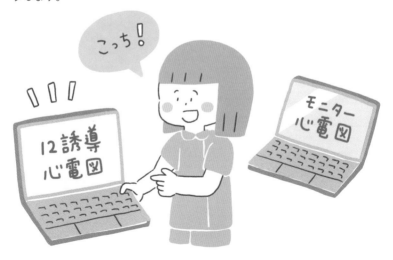

狭心症とその心電図

狭心症とは・狭心症の種類

　狭心症とは、動脈硬化の進行などを原因として、心臓に栄養を送る冠動脈が狭くなり（狭窄）、心筋に酸素や栄養が行き届かなくなるために心筋が一過性の虚血状態に陥って、胸痛や胸の圧迫感などの症状が生じるものをいいます。

　狭心症は、発作の起こり方や発生機序からいくつかの種類に分けられます。

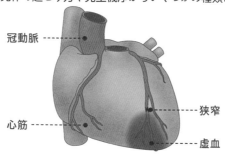

冠動脈

狭窄

心筋

虚血

発作による分類

労作時狭心症：軽い運動や労働時に、心筋がより多くの酸素を必要とするために起きる発作。

安静時狭心症：心筋が酸素をより多く必要とするかどうかに関係なく起きる発作。睡眠中や安静時に起こる。

臨床的な重症度による分類

安定狭心症：病態としては安定している狭心症。特に緊急の対応を必要としない。

不安定狭心症：急性心筋梗塞に移行しやすいとされる、重度の狭心症。冠動脈内の動脈粥腫が破綻して生じると考えられ、**急性冠症候群**（→P.129）と呼ばれることもある。

127

狭心症の症状

　狭心症は、代謝や体温の変化を伴うときに生じやすく、誘発因子として精神的ストレスや飲酒、喫煙、運動などが考えられます。

　症状としては、胸痛や胸の圧迫感（胸をしめつけられるような鈍い痛み）などが挙げられます。めまいや手足のしびれなどを訴える場合もあります。

　たいていの場合、痛みは数十秒から10分程度で消失しますが、発作が長く続く場合は心筋梗塞などに移行する可能性も考えられるため、緊急時の対応をとる必要があります。

狭心症の心電図

　12誘導心電図のいくつかの誘導で、発作時のみ異常が現れます。特徴的なのはST部分の低下です。

狭心症の心電図

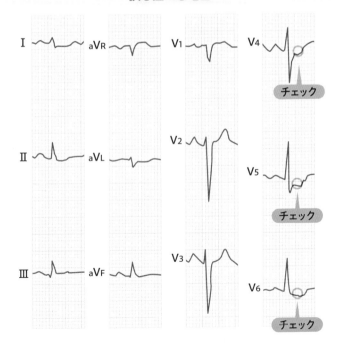

症状がある場合、ＳＴ低下は心筋が虚血状態にあることを示しています。

ただし、**心電図だけではこれ以上の判断はできません**。患者の病歴、症状、胸痛の持続時間、採血のデータなどを総合して、安定狭心症か、不安定狭心症（急性冠症候群）かを見極めることが大切です。

狭心症への対応

12誘導心電図中のいくつかの誘導で**ST部分の低下を発見**したら、症状や胸痛の持続時間などを確認し、ドクターコールをします。

発作が起きている場合は、ドクターの指示のもとで、硝酸薬（ニトログリセリンなど）を投与します。

何もしていない安静時に胸痛が生じたり、軽い活動で発作が生じている場合は、不安定狭心症（急性冠症候群）の疑いが強いため、緊急の処置をとります。

ニトログリセリンの効果がなかったり、胸痛が20分以上続いたり、ST部分の低下が顕著になったりした場合は、急性心筋梗塞に至っている可能性があります。

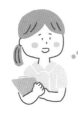

急性冠症候群とは

　不安定狭心症は、すぐにでも急性心筋梗塞を発症しやすい狭心症です。この不安定狭心症と心筋梗塞は、急性冠症候群（acute coronary syndrome：ACS）と呼ばれます。ACSは、症状が安定せず、進行も早く、状態が変わりやすいため、早期・緊急の対応が必要となります。

　急性冠症候群の発症が疑われるときは、以下の対応をとります。

- ●採血をしてトロポニンなどを測定する。
- ●安静にして、硝酸薬（ニトログリセリンなど）を持続的に投与し、ヘパリンを投与する。
- ●緊急冠動脈造影を行う。

心筋梗塞とその心電図

心筋梗塞とは

　心筋梗塞は、心臓を養う冠動脈の血流が途絶えることにより、その血管の先にある**心筋細胞が壊死**してしまった状態をいいます。

　心筋細胞が壊死に至るので、発作がおさまったとしても機能障害が残ります。そのため、心筋梗塞は一般に、狭心症より重症な病態であるといえます。

心筋梗塞

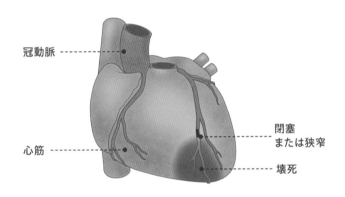

　心筋梗塞は、発症からの時間で次のように分類されることがあります。

急性心筋梗塞（acute myocardial infarction: AMI）
　発症から72時間以内

亜急性心筋梗塞（recent myocardial infarction: RMI）
　発症から72時間以上１か月以内

陳旧性心筋梗塞（old myocardial infarction: OMI）
　発症から１か月以上が経過

心筋梗塞の症状

狭心症とは異なり、胸痛発作などの症状が持続するのが特徴です。特に急性心筋梗塞では、突然の激しい胸痛、顔面蒼白、冷や汗などの症状が30分近く続きます。

重度の不整脈（心室細動、心室頻拍、心室期外収縮、房室ブロックなど）や心不全、心原性ショックなどを合併すると生命の危険にさらされる場合もあり、緊急な対応が必要です。

心筋梗塞の心電図

12誘導心電図では、次のような特徴がみられます。

いくつかの誘導でのST部分上昇

心電図において、ST部分の上昇は「心筋に強いダメージが生じている」ことを表しています。いくつかの誘導でこのST部分の上昇があり、かつ、患者に症状がある場合は急性心筋梗塞とみるのがごく一般的な解釈です。ただし、すべてが急性心筋梗塞となるわけではありません。**心電図のみで判断しないことが重要です**。いずれにしても診断がつくまでは急性心筋梗塞とみなし、対処するようにします。

すべての誘導でST部分の上昇がみられる場合→急性心膜炎の疑いがあります。
ST部分の上昇がみられるが症状がない場合→特に健康な若い人にみられます。何ら問題がない場合が多いです。

異常Q波がある

異常Q波とは、本来そこにあるべき上向きのR波がなくなったために、下向きの波となってしまったものです。つまり、その場所に本来あるはずの心臓の筋肉の動きが消失したことを表しています。心筋が動かなくなる一番の原因として心筋細胞の壊死が考えられるので、「異常Q波」を発見したら、普通はまず心筋梗塞だと考えましょう。

急性心筋梗塞の心電図

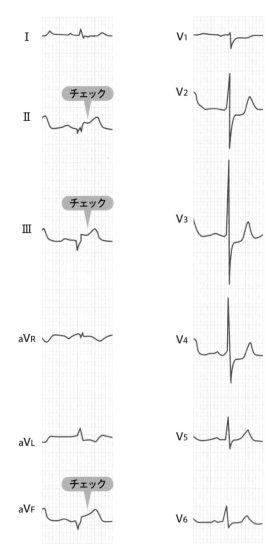

いくつかの誘導でST部分（チェックの部分）の上昇がみられる。

急性心筋梗塞の心電図は、発症後、時間の経過とともに次のような変化をたどることが知られています。

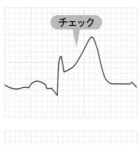

❶ ST部分の上昇
ST部分が上昇します。

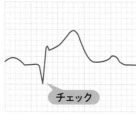

❷ Q波の形成
だんだん心筋が死んでいくと、Q波が形成されます。

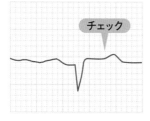

❸ ST部分の戻り
ST部分は戻ってきますが、Q波はますます深くなり、異常Q波となります。

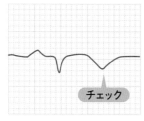

❹ T波の陰転
そのあとT波が陰性（下向きの波）になります。

いずれにしても、急性心筋梗塞の診断は、狭心症と同様心電図だけに頼らないことが重要です。病歴、症状、心電図、採血データをすべて含んだうえで判断することが求められます。

心筋梗塞への対応

　心筋梗塞は、発症から治療開始までの時間が短ければ短いほど、救命率が高くなります。12誘導心電図で心筋梗塞の徴候をみつけた場合、早急に対応することが大切です。

　いくつかの誘導でST部分の上昇がみられたら、患者の症状や痛みの持続時間などを確認し、すみやかにドクターコールをして指示を仰ぎ、必要に応じて投薬などの処置をします。さらに、重篤な不整脈への移行や状態の急変に備えて除細動器や救急カートなどの準備をします。

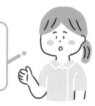

ST部分が下がっているか上がっているかは、狭心症と心筋梗塞を判別する際に使用されます。ただし、冠動脈がどの程度詰まっているかは、心電図からはわからない点に注意しましょう。

コラム

T波の異常をどうとらえるか

　参考書の中には、心筋梗塞の心電図の特徴としてT波の異常を挙げていることがありますが、実は、T波の異常だけでは何も語れない、というのが本当のところです。

　異常T波は健常者から重篤な心疾患まで、ありとあらゆる場面で記録されてしまうのです。ひっくり返った（陰性の）T波があるとしても、あくまで「精査を要する」くらいしかいえないのです。（ただし、患者が胸痛を訴えていたら、ST部分が上昇しない急性心筋梗塞の疑いはあります。）

　したがって、T波をチェックする順番は、ST部分やQRS波よりはあと回しでよいのです。

　T波より、患者の訴えや検査所見を重視しましょう。

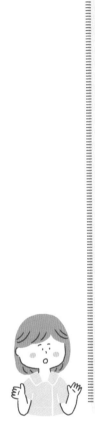

ナースのまとめメモ

12誘導心電図をみるポイント

◎ST部分の上昇がある＝心筋に強いダメージがある

❶症状があるとき
- ▶「一部の誘導」でST上昇
  →急性心筋梗塞の疑いがある。緊急に対処する。
- ▶「すべての誘導」でST上昇→急性心膜炎の疑いあり。

❷症状がないとき
- ▶通常は対処が必要になることはない。心臓超音波検査
  や運動負荷心電図検査などで、心疾患の有無をゆっく
  り調べる。

◎ST部分が低下＝心筋に虚血が生じている

❶症状があるとき
- ▶安定狭心症発作か急性冠症候群が疑われる。急性冠
  症候群のときは緊急に対処する。

❷症状がないとき
- ▶通常は対処が必要になることはない。心臓超音波検査
  や運動負荷心電図検査などで心疾患の有無をゆっく
  り調べる。

◎異常Q波がある＝心筋が消失・壊死

通常は心筋梗塞と考える。

※虚血性心疾患は、モニター心電図でとらえられないので、
12誘導心電図をとるしかないが、12誘導心電図だけで判断
せず、症状や採血データなどの検査所見などを合わせ、総
合的に判断することが大切。

第3章　ペースメーカー・虚血性心疾患の心電図　心筋梗塞とその心電図

あ
アーチファクト……31,63
アイントーフェンの三角形……15
亜急性心筋梗塞……130
アダムス・ストークス症候群……44,89,90,93
アトロピン……38,69,89,90,93
アミロイドーシス……90
安静時狭心症……127
アンダーセンシング……123,125
安定狭心症……127

い
異常Q波……131,133
異所性自動能亢進……62
一時的ペーシング……50,103
陰性波……19

う・お
植え込み型除細動器……41,44,114,115
右冠動脈……12
右脚……13,20,110
右脚ブロック……110,111,112,114
右心室……11,110
右心房……11
オーバーセンシング……123,125

か
拡張型心筋症……41
カテーテル・アブレーション……44,77,78,80,81,109
カテコラミン……53,56,59,66,69,84
カルシウム拮抗薬……72,75,78,97,100,103
カルジオバージョン……44,72,78
完全房室ブロック……**88**,112
感知不全……123
冠動脈……12,126,127,130

き
期外収縮……29,30
基線……20,21,23,26
脚ブロック……**94**,**110**
急性冠症候群……90,94,127,129
急性心筋梗塞……44,47,64,69,103,106,130,132
狭心症……12,56,126,**127**
胸部誘導……16
虚血性心疾患……12,38,41,62,72,78,81,84,90,94,97,100,106,109,112,**126**

け
経皮的ペーシング……87,89,91,93
撃発活動……62
結節間伝導路……13
ケント束……79,107

こ
恒久性ペースメーカー……87,91
高血圧……84,106
高血圧性心疾患……72,81
甲状腺機能亢進症……62,69,72,78,81,84,109
甲状腺機能低下症……103
コーブド型……113

さ
細動……30
サイナス……23
サイナスブラディ……**101**
再分極……13
左冠動脈……90
左冠動脈主幹部……12
左脚……13,20,110
左脚後枝……13
左脚前枝……13
左脚ブロック……110,111,112
左心室……11,110
左心房……11
サドルバック型……113
サルコイドーシス……90
三尖弁……11
3点誘導……17

し

ジギタリス (製剤) ……62,72,75,97,100,103
刺激伝導系……13,20
刺激不全……122
ジゴキシン……69
四肢誘導……15,16
持続型 (心室頻拍) ……42
自動能……13,14
収縮頻度……30
重症心不全……44,47,56
12誘導心電図……15,16,110,113,126
上室期外収縮……35,**82**
ショートラン……55
除細動……38,41,47,49
徐脈……29,34,73
徐脈性心房細動……**73**
心筋炎……41,44,47,56,90,94,97,100,
　106,112
心筋梗塞……12,53,56,126,**130**
心筋症……44,47,53,56,62,72,78,
　90,94,97,100,112
人工呼吸……40,59
心室期外収縮……35,41,59,**60**
心室細動……25,35,38,**39**,44,46,52
心室頻拍……25,26,35,38,41,52,62
心室ペーシング……120
心静止……**36**
心臓弁膜症……41,44,47,56,62,72,81
心停止……38
心拍数……23,24
心不全……53,106
心房心室ペーシング……121
心房細動……10,25,35
心房粗動……10,25,35,**76**
心房中隔欠損症……112
心房ペーシング……120

せ・そ

センシング……118
センシング不全……123,124
先天性 QT 延長症候群……47
促進心室固有調律……**64**
粗動……30

た

体外式ペースメーカー……89,91,93
大動脈……11
第I度房室ブロック……**98**
第III度房室ブロック……35,**88**
第II度房室ブロック
　ウェンケバッハ型……35,**95**
第II度房室ブロック
　モービッツII型……35,**92**
多形性心室頻拍 (多形性VT) ……**45**
多源性心室期外収縮
　(多源性PVC) ……35,**51**
脱分極……13
単形性心室頻拍 (単形性VT) ……**42**

ち・て

陳旧性心筋梗塞……130
低酸素 (血) 症……38,69
デルタ波……107
電位……12,19,22
電解質異常……50,66,78
電気ショック……41,49,59,66,90

と・に

同期電気ショック……44,72,78
洞機能不全症候群……29,30,35,**85**,103
洞結節……13,20
洞性徐脈……24,**101**
洞性頻脈……24,**67**
洞調律……23,24,27
洞停止……30,35,85
動脈硬化……12
トルサード・ド・ポアンツ……35,**48**
二次性心筋症……90

は 肺炎……69
肺気腫……84
肺静脈……11
肺塞栓症……69
肺動脈……11

ひ 非持続型（心室頻拍）……42
ヒス束……13,20,88,92,95,98,104
肥大型心筋症……41
左回旋枝……12
左前下行枝……12
ピルシカイニド……72
頻拍……29,30
頻脈……29,34
頻脈性心房細動……**70**

ふ 不安定狭心症……127,129
不応期……59
不整脈……25,29
ブルガダ型心電図……**113**
ブルガダ症候群……41,115
プルキンエ線維……13,20
プロカインアミド……47,72

へ ペーシング……66,90,118
ペーシングスパイク……120,124
ペーシング不全……122,124
ペースメーカー……75,91,103,**118**
β遮断薬……69,72,75,78,97,100,103

ほ 房室回帰性頻拍……79
房室結節……13,20
房室結節回帰性頻拍……79
房室結節伝導遮断薬……97,100
房室接合部補充調律……10,**104**
発作性上室頻拍……35,**79**
発作性心房細動……10,71
ホルター心電図……18,55

め・も 迷走神経刺激法……81
モービッツI型……**95**
モニター心電図……15,16

や・ゆ・よ 薬物療法……66,103
誘導……19
陽性波……19

ら・り・れ・ろ ラウン分類……52,56,58,61,62
リウマチ性疾患……109
リエントリー……10,39,42,45,48,54,62,
76,79,81
両室ペーシング……112
連発性心室期外収縮
（連発性PVC）……35,**54**
労作時狭心症……127

A
AAI型……119,120,124
ACS……90,94,129
AF……25,70
AFL……25,76
AFブラディ……10,73
AIVR……64
AMI……130
AVNRT……79
AVRT……79

B・C・D・E・F
BBB……110
CCU……89
DCM……41
DDD型……121,124
ECG……11
f波……26,70,73
F波……26,76

H・I・O
HCM……41
ICD……41,44,115
OMI……130

P
P波……20,21,23
PQ時間(間隔)……23
PSVT……79
PVC……60

Q
Q波……20,21
QRS波……20,21
QT時間……23
QT延長症候群……41,50

R
R-R間隔……23
R on T型心室期外収縮
　(R on T PVC)……**57**
R波……20
RMI……130

S
S波……20
SR……10,23
SSS……85
ST部分……20
SVPC……82

T・V・W
T波……20
VF……25,26,39
VT……25,26,42,45
VVI型……120,124
WPW症候群……81,**107**

●参考文献
『ナース・研修医のための心電図が好きになる!』山下武志著(南江堂)
『ナースのための心電図初歩の初歩』山下武志・大西ルミ著(南江堂)
『心電図の読み方パーフェクトマニュアル』渡辺重行・山口巌編(羊土社)
『臨床病態学2巻』北村聖総編集(ヌーヴェルヒロカワ)
『病気がみえる　vol.2 循環器　第5版』医療情報科学研究所編(メディックメディア)
『まるごと図解 心電図の見かた』山内豊明著(照林社)

正誤等の情報につきましては、下記「ユーキャンの本」ウェブサイトでご覧いただけます。

https://www.u-can.jp/book/information

● 監修者　　山下武志(公益財団法人 心臓血管研究所 名誉所長)
● 取材協力　公益財団法人　心臓血管研究所付属病院
　　　　　　対馬圭子(看護部長)
　　　　　　石川たか子・馬澄紗貴・粕谷昌代・北村千恵・手塚美由紀・林 加奈子

装丁・本文デザイン　熊谷昭典(SPAIS)　佐藤ひろみ
イラスト　　　　　　高村あゆみ
執筆・編集協力　　　今野陽子
編集・制作　　　　　株式会社 KANADEL
企画編集　　　　　　株式会社ユーキャン (大塚雅子)

先輩ナースが見極めのポイント教えます
モニター心電図がよくわかる本

2023年10月13日　初　版　第 1 刷発行

監修者　山下武志
編　者　ユーキャン心電図研究会
発行者　品川泰一
発行所　株式会社 ユーキャン 学び出版
　　　　〒151-0053 東京都渋谷区代々木1-11-1
　　　　Tel 03-3378-2226
発売元　株式会社 自由国民社
　　　　〒171-0033 東京都豊島区高田3-10-11
　　　　Tel 03-6233-0781(営業部)

印刷・製本　シナノ書籍印刷株式会社

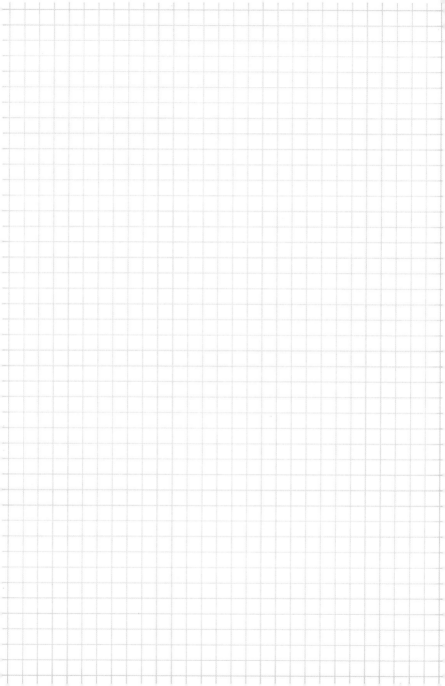